五行针灸随想录

（英）诺娜·弗兰格林 著

杨露晨 译

中国中医药出版社

·北京·

图书在版编目（CIP）数据

五行针灸随想录 /（英）诺娜·弗兰格林著；杨露晨译 . — 北京：
中国中医药出版社，2018.3（2024.5重印）
ISBN 978 - 7 - 5132 - 4698 - 9

Ⅰ . ①五… Ⅱ . ①诺… ②杨… Ⅲ . ①针灸疗法 Ⅳ . ① R245

中国版本图书馆 CIP 数据核字（2017）第 310306 号

Copyright © Nora Franglen 2001, 2007, 2014
吟龙出版社（Singing Dragon, Jessica Kingsley Publishers）2014 年
在英国和美国出版
出版社地址：73 Collier Street, London, N1 9BE, UK
出版社网址： www.jkp.com

版权所有
中国印刷

中国中医药出版社出版

北京经济技术开发区科创十三街 31 号院二区 8 号楼
邮政编码　100176
传真　010-64405721
廊坊市佳艺印务有限公司印刷
各地新华书店经销

开本 710×1000　1/16　印张 15.75　字数 180 千字
2018 年 3 月第 1 版　2024 年 5 月第 6 次印刷
书号　ISBN 978 - 7 - 5132 - 4698 - 9

定价　68.00 元
网址　www.cptcm.com

服 务 热 线　010-64405510
购 书 热 线　010-89535836
维 权 打 假　010-64405753

微信服务号　zgzyycbs
微商城网址　https://kdt.im/LIdUGr
官 方 微 博　http://e.weibo.com/cptcm
天猫旗舰店网址　https://zgzyycbs.tmall.com

如有印装质量问题请与本社出版部联系（010-64405510）
版权专有　侵权必究

"诺娜的博客体现了她高超的治疗技艺和对五行的深刻理解。她在书中描写的人性，均来源于她的谦卑和热忱，以及与他人护持一行共情所得之感悟。诺娜从不宣称自己"一贯正确"，相反，她分享着自己的不确定和错误以及从中所得之教训，而这也正是我们需要学习的品德。这是她迄今为止最好的书，每位读者都可从中获取丰富的精神食粮。"

——Rob Ransome，五行针灸学校前副校长，
五行针灸师兼咨询顾问

"这本博客集反映出诺娜对五行和针灸的深刻理解。诺娜身为治疗师、老师（以及伦敦人）的心路历程，以及她对生命和大千世界的看法，让这本书读起来温暖人心、发人深省。她的文章让五行走进我的日常生活，让我更懂得自己，亦更了解他人。"

——Sujata Varadarajan，科学家，作家
sujatavaradarajan.blogspot.in

"读诺娜的新书，就像坐在某家她喜爱的伦敦咖啡馆里听她围绕着五行侃侃而谈。书中记录了她作为一名'注重实效的针灸师'每天充满挑战的工作，在分享她敏锐而让人耳目一新的直率洞察的同时，还不忘将欢乐带给读者。一名五行针灸治疗师和老师究竟有着怎样的工作和生活呢？如果您刚好对此感兴趣，您将从此书中得到宝贵而发人深省的思考。"

——Kerstin Lehr，针灸实习生，
英国莱明顿针灸学院

"如果你想理解这个要求诸多、让人心力交瘁以及纷繁复杂的世界，这本书将为你打开一扇宝贵的窗户。诺娜用其一生的时间从事这项与人体最微妙的能量相关的工作，并致力于这一能量的探索，她那得之不易的智慧和发人深思的观察为读者提供了极为少见的深刻见地。此书深入浅出地将古老的智慧融入了现代生活。"

——Jeremy Sweeney，前五行针灸学校理事会主席

致我的家人

目 录

导　言

通往世界的小窗口
—— 一位五行针灸师的博客

从早年开始，我便对人深深着迷，喜欢从不同的角度去观察人们的生活。因此，我在不惑之年，人生面临转折之际遇到五行针灸也许并非偶然。针灸流派繁多，我却正好与五行针灸这独特的一支相遇，让我对人类行为的兴趣从此有了用武之地。

针灸所基于的世界观将我对人的理解引向了全新的领域，也让我重新认识了自己与自然的关系。五行思想是中医乃至整个中国哲学的基础，尽管自小在西医影响下长大，对五行的学习却突然令我站在与西医截然不同的角度去看待人类行为的动机。

一个充满魅力的崭新世界从此在我眼前展开，让我用全新的眼光去看待这一切，也让我有了写作的渴望——先是写书，接着写博客，而此书的内容正是源于我的博客。博客让我得以畅所欲言，充分表达自己对于人类复杂性的兴趣；也让我可以一面讲述对于工作的思考，一面穿插我所观察到的奇人奇事。没有其他的写作形式能像博客这样激发妙手偶得的灵感。书本往往要求有比较严谨的结构，博客却允许我漫无边际地自在徜徉，有时也许并无深意，记录下那些生活中的荒诞之处只为博君一笑，同时为我作为五行针灸师难免有些过于严肃的生活增添一抹亮色。

写博客让我受益匪浅，感觉就像每天要写一篇日记一样。知道每天都有读者在等待着自己，有些人用自己的方式向我表明他们的存在，有些则只是默默关注，他们时时激励着我。由于博客隔段时间就必须更新，它也改变了我的写作方式，督促我再接再厉。

愿能带给大家更多快乐的博客作品。

2010 年博客

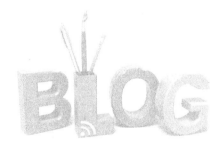

作为本书的开篇之作，我选用了下面这篇充满乐观之情的博客，全书的结尾也选用了一篇相似基调的博客与之呼应。如今许多被西医化的针灸流派风靡一时，并曾威胁到五行针灸的生存，尽管五行针灸能让患者获益至深，我却总是有些担心，它会不会被这场洪流淹没？很高兴我现在可以说："不会！"跨入2015年，在此书出版之际，很显然情况已大不相同。所以，这本书可以说是为我将过去30年的生命全部奉献给五行针灸所唱的一首赞歌。

◇◇◇◇◇◇◇◇◇◇

2010年3月5日

"记住，诺娜，五行针灸已经延续了两千多年，它是不可能现在就消亡的"

我们所遇之种种，无论是故交还是初识，文字还是语言，都似乎总在最恰当的时候出现，冥冥中指引我们向前。这样的事情真是妙不可言。正如昨天，当时最新一期的《欧洲东方医学杂志》（2009年第3期第9卷）刚刚寄到，一篇阿尔诺德·福尔斯莱斯（Arnaud Versluys）的访谈便跃入眼帘。几年前曾在罗腾堡的会议上听过他的讲座，记得当时在场许多非五行针灸专业的中医师都兴致勃勃地听他讲五行之间的经气转化，这对他们而言是全新的理念，我却边听边想："我每天在做的不就是这个嘛。"

他在这篇访谈里的某些观点引起了我强烈的共鸣，重新点燃了我对针灸的希望。

"我们的医学结构是一种非线性的、混沌的结构。其设计理念里就没有让人完全了解这一条。这就是为什么我强烈倡议每位治疗师应尽量做到一门深入。"

"只有集中精力于一门技法，才可做到精于此术，如今太多人一味追求技法的多样，却无一精通。"

然后话锋一转，调子变得灰暗起来："中医的未来是黯淡而冷清的，基本上是死路一条。如果幸运的话还能再传上几代人。我看不到中医有什么繁荣而光明的未来。"

阿尔诺德是在中国接受的培训，因此他对中医的未来持这样的观点情有可原。中国针灸教育的大环境基本上就是枯燥无味的照本宣科，不幸的是英国的大部分针灸培训也是如此。不过，我却没有那么悲观，尽管在为了五行针灸而斗争的日子里我也曾经历许多黑暗的时刻。这些年来我的恐惧已有所消退，五行针灸传承至我手中，我愿将其继续传下去，如今它所结出的果实已超出我的预期。

这一切都源自我曾幸运地追随一位伟大的针灸大师——华思礼[1]教授，阿尔诺德·福尔斯莱斯也曾是他的学生。华思礼那敏锐的手指尖所能传递的知识，比任何一本教科书都多。如今他的传承正在巩固和发展当中，过去的几年里尤为明显，也正是这一点让我的恐惧逐渐减轻。

"记住，诺娜，五行针灸已经延续了两千多年，它是不可能现在就消亡的。"华思礼的这句话常常在我耳边回响，每每想起，总让人充满希望。

◇◇◇◇◇◇◇◇◇

2010 年 3 月 14 日

去过的咖啡馆

每到一个城市，总爱用曾经去过的咖啡馆来帮助自己定位，尤其是在我生活的伦敦。这可能跟我出生在维也纳有点儿关系。我的

---

[1] 译者注：华思礼（J. R. Worsley，1923—2003），英国著名针灸大师，五行针灸一代宗师。"五行针灸"在西方得以传承发扬的奠基人。

奥地利血统的家人在我很小的时候便被迫离开了维也纳，他们随身带走的还有萦绕在古老的维也纳咖啡馆的神秘氛围。它时常让我想起这样的画面：在那里，作家和音乐家们济济一堂，人们读书阅报，手捧着缀有奶油的咖啡谈笑风生，与之搭配的还有维也纳别有风味的巧克力蛋糕——萨赫蛋糕。

这样的咖啡馆如今成了我工作的地方，我所有书的初稿都是在那里完成的。我会用笔记下突然涌现的灵感，一般都很简短，也就一两页，然后就手捧咖啡，拿出一本书来读，这已成为我的习惯。我想要的是一个隐蔽的角落，有上好的浓缩咖啡和少许热奶，最好没有音乐，但这种安静已越来越成为奢侈了。我偶尔啜一小口咖啡，让大部分都还留在杯子里，因为让我享受的其实是咖啡的气味，加了糖的咖啡苦中带甜，刺激肾上腺素的分泌，激发我的思考。身处人群之中却无人相识，无人搭讪，太喜欢这种隐于市的感觉了。我收集的咖啡馆越来越多，现在我的朋友们如果想知道哪个地方有什么咖啡馆，都会来问我。

我的会计拒绝把我去咖啡馆的花费计入工作费用。其实在我看来，在所有和写作有关的东西中，这几杯微不足道的咖啡是最名正言顺的费用，比文具或出差的价值高多了。不过没关系，我会继续毫无怨言地承担这笔开销，因为放在我面前的这一小杯咖啡跟电脑一样，对我的写作是必不可少的——电脑的功用是把我对着咖啡时写出来的东西从手写版转成电子版。

写到这里，突然冒出来一个想法：如果效仿作家罗素·霍本（Russell Hoban）把他的书献给他在里面写作过的餐厅的做法，我也应当把我的每一本书献给我在里面思考、写作时间最多的咖啡馆们。因此，谨把我的书献给伦敦的咖啡馆们。

◇◇◇◇◇◇◇◇◇◇◇

2010 年 4 月 2 日

思维的全球一体化

向后世之人传承知识的方法有很多种，随着我们日渐老去，这也许是我们必须重视的事。对我而言，此事的确势在必行，而我的方法之一便是撰写这个博客。写博客意味着用公开的形式将自己的内心展示给外部世界，对于我以及其他用这种方式进行交流的人来说，都需要相当的勇气。它的即时效应让人觉得既刺激又害怕。

这让我想起读德日进（Teilhard de Chardin）的著作《人类现象》（Phenomenon of Man）时所感受到的震憾。《人类现象》写于50多年前，作者对于未来有着超乎寻常的预见力，竟预言了网络的出现。他预见了他称之为智慧圈（noosphere）的概念，即全世界范围的思想如同一张展开的膜覆盖了整个世界，通过这张膜，思想可以瞬时传递，世界就像是一个长满突触的巨型大脑。他还预言，在日本说出的词语几秒后便可出现在阿拉斯加。这些现在都已成为现实。我只需按下一个键，屏幕上的信息便可飞越千里，无论是身处丛林还是俄罗斯的西伯利亚大草原，都可以用手机接收到。

有多少思想，像被风儿带走的种子一样，随意散落，不知影踪呢？

介绍下德日进，他是一位天主教神父兼古生物学家，非常罕见的身份组合。因其对人类起源的观点，他被逐出教会。德日进把这个巨大的世界化大脑的发展视为人类进化的一种延续，这让我认识到，数百万年前人类学会用两腿直立行走是多么关键的一步。直立行走不仅将我们的双手解放出来，让我们的手指变得灵巧无比，还直接导致人类的下颌骨变小（爬行动物需要发达的下颌骨才能支撑起头部），为大脑的不断生长腾出空间。我喜欢这样的说法：智齿总给我们惹麻烦，与人类进化过程中下颌骨的持续变小以及脑容量的不断增大直接相关，我的牙医也是这么说的。德日进的确卓有远见。

◇◇◇◇◇◇◇◇◇

2010 年 4 月 10 日

安慰剂效应

《简明牛津字典》对"安慰剂"的定义："用于迎合病人，而不具治疗作用的药物。"（源于拉丁动词"讨好，使满意"）

多么讨厌"安慰剂"这个词以及它的负面含义！这不仅是对它所应用的治疗的一种藐视，而且在我看来，其正是在用一种居高临下的姿态来"迎合"病人，好像利用病人的不知情来欺瞒病人根本不算个事儿，这样的行为不可原谅。

之所以某些治疗被称为安慰剂治疗，是因为在某种意义上它可以让病人感觉好一些。可这难道不应该是所有治疗的目的吗？治疗的目的绝不应该是让病人感觉更不好。如果病人感觉好一些，我们应当喝彩而不是出言嘲讽。这个词的言下之意，帮助病人恢复健康的过程中应当包含某种不悦、不适才属正常，这种心态或许是古怪的西方加尔文式教养的遗毒，在加尔文主义的教条里，快乐、喜悦、舒适反被视为罪过。西方人的这种心态还表现在他们对自己不理解的东西总是大肆嘲弄，这一点在他们对西医之外的补充医学的评论里表现得尤为明显。

那么，我想问的是，有些正统的西医治疗方法，如安眠药和抗抑郁药，为什么不被贴上安慰剂的标签呢？这些药物不也符合"迎合病人而非治疗病人"的定义吗？

本博客的主要内容是我个人在五行针灸执业过程中的一些思考，许多文章记录了我随时随地对五行（木、火、土、金、水）的一些新发现和新理解。人类行为的复杂性一直深深吸引着我，每个人独具个性的表达都是其五行的外在表现，而每当发现某一行在我的病人、某个名人或我自己身上某种新的表现形式，都让我感觉如获至宝。因此，我的许多博客文章都是对五行在人类行为表现上更深一步的探索。

若想对五行有更详细的了解，请参考我的其他书，特别推荐《灵魂的守护者》。

◇◇◇◇◇◇◇◇◇

2010 年 5 月 4 日

让五行给我们惊喜

人之常情，我们都希望对事物的理解是万无一失的，一切都显而易见，无须再做过多的思考。对于五行的判定，我想大多数人都是如此希望的。我们希望能把每一行都放进一个单独的盒子里，打上木或水的标签，然后再也无须思考。所有那些我们用来辨别木行或水行人的不同感官和情感特征，若是可以锁进盒子，从此世上再也不会有人提出任何异议，那将多么大快人心！这样一来，我们对五行的认识就会形成思维定式：这样的声音代表木的声音，那样的情绪会出现在所有水行人的身上。

很遗憾，世事并非如此简单。要想抓住一行的精髓可没有这么容易。分类过于死板，必然无法将五行的所有表现都囊括其中。于是，五行常以我们原以为是另一行的面目出现，让我们惊讶之余，不得已对原有的理解进行调整。这就是为什么我说做五行针灸师不适合怯懦之人，因为我们必须承认，人是复杂多样的，不可能根据传统的泾渭分明的五行划分把每个人放到五个盒子里的某一个，要适应这样的挑战需要勇气。与其被辨别五行的困难所吓倒，不如享受这种时时有惊喜的乐趣吧！

◇◇◇◇◇◇◇◇◇◇

2010 年 5 月 28 日

对邪气（AE）的最新思考

一位学生正在做五行针灸中邪气（Aggressive Energy，AE）的研究，便问了我相关的问题。我在《五行针灸指南》中写到过，清除邪气的方法有两种：一种是通过背俞穴，此为五行针灸所使用的方法；另一种则是针用泻法。这是多年前我从《沿着黄帝的足迹》的作者彼得·艾克曼（Peter Eckman）[1]的讲座上听到的。也就是说，五行针灸主要通过治疗初期的祛邪来泻除过盛的经气，而其他形式的针灸则采用每一次治疗均较长时间留针来达到泻除经气的效果。

这让我不得不对这一问题进行更为深入的思考（由此可见，教学的确相长）。我意识到，这两者之间的不同不仅表现在技法上，而应来源于更为深刻的基础性差异。五行针灸中，除了某些特殊的步骤，比如祛邪和内外七龙的治疗（我们称之为驱除内障的治疗），泻法的运用明显少于补法。我曾对华思礼的治疗进行过长达15年的观察，尽管泻法也是五行针灸中必学的技法，他却从未教我们去泻病人的护持一行。在跟随华思礼的日子里，可以感受到他越来越将治疗的重点集中在身体中"神"的层面，因此他愈加明白，护持一行的"神"承受着其他四行的沉重负荷，最易不堪重负，而很难能量过盛。由于五行针灸的每次治疗都意在扶持护持一行，因此，从五行针灸的观点来看，护持一行不太可能有过盛的能量用来传递给其他四行。

有时，护持一行的脉的确会出现太过的情况，不过，祛邪之后，脉象往往会明显减弱，呈现出不及的真实面目。治疗初期，太过只是假象，其实质却是严重的不及。这就是为什么在过去的十年里，我的治疗都集中在扶持和加强护持一行，而采用泻法的治疗仅有一次。

---

[1] 译者著：彼得·艾克曼（Peter Eckman），针灸历史学家，曾为华思礼的学生，著有《沿着黄帝的足迹》及《针灸脉法大全：体质针灸和辨证针灸脉诊指南》等。其中《沿着黄帝的足迹》以大量史实考证让中国传统针灸，尤其是五行针灸流至西方的历史沿革。

近三年博客的主要内容，皆围绕我受邀前往中国教授五行针灸这一事件。此事对五行针灸影响深远，因此博客中将多次提到我在中国的经历。下面记录的是这激动人心的旅程的第一步。

◇◇◇◇◇◇◇◇◇

2010 年 6 月 1 日
五行针灸的回归

有些事情，即使几经周折，终会回归起点，而当其出其不意地来临，更让人充满惊喜。这件事发生在几天前荷兰的一次讲座上。这次荷兰之行对我而言可谓硕果累累，听我讲课的都是来向范可顿（Koos van Kooten）学习五行针灸的学生，而他曾在我的五行针灸学校（School of Five Element Acupuncture, SOFEA）学习过。毕业后他继续成长，形成了自己独到的见解和方法，并吸引了越来越多的荷兰针灸师投入到五行针灸的学习中来。一切都深合我心，也十分感谢这次机会让我顺理成章地重操旧业，仿佛又回到了在五行针灸学校上课的日子。

班上有一位在中国成长起来的针灸师——龙梅，她告诉我她几经寻觅终于遇到五行针灸，一见倾心，并立刻认识到这是对自己的一种召唤。受到这份召唤的驱使，她与中国中医药界一位非常有名，并致力于继承与发扬传统的中医取得了联系。此后，他便邀请她去往中国南宁，为广西中医药大学的针灸师们进行为期一周的课程，专门介绍五行针灸。

他便是刘力红，我曾在阿尔诺德·福尔斯莱斯的书上读到过他的名字。刘力红被誉为"中国文艺复兴运动的领军式人物，这场运动旨在复兴中医经典中深层次和核心的价值"。这便是为什么我说有些事情总是周而复始，因为华思礼多年前曾对我的一位针灸师朋友莎拉·马西森（Sarah Matheson）说过："将来总有一天，中国人会让我们把五行针灸带回中国。"现在果不其然，他们终于发出邀请了。

◇◇◇◇◇◇◇◇◇

2010年6月17日
今天在治疗中学到的土火之别

五行虽各有特点，其差别却非常细微，如何见微知著地准确判断五行，正是理解五行的秘诀所在。认识到这一点，便可以用来测试自己，并拓宽对五行的理解。

以今天在治疗中遇到事情为例：一位土行病人告诉我她经常感觉脑袋里一团乱麻。她一边说，一边举起手按在头部，仿佛想让在脑袋里不断翻涌的思维安静下来。我问自己，这个动作是否是土所独有的，从而具有诊断意义？我，作为火，会用手做类似的动作吗？我试着模仿，却发现这个动作对我来说太奇怪了。那么原因何在呢？我的结论是，即使思维混乱（这种情况时常发生），我会用说话的方式来整理，仿佛形成思想前必须先将其转化成语言。与此相反，我的土行病人失衡时的表现，却恰恰是不能将思想转化成语言。她手的动作实际上是在告诉我，她的思维停滞在脑中，亟须疏通。

将此理解转化成有助于她的治疗，我立刻想到一个非常可爱的穴位——头维。它刚好位于她手按的位置，其作用也与她的需求完美匹配——解开她脑中乱作一团的思维。然而，她的思维还需要经过充分消化才能转化成语言，我却无须经历这一环。我说出的语言便已为我起到过滤思维的作用，其过程与土截然不同，突出表现了火和土在这一点上的区别。

这种区别看似细微，其重要性却足以将诊断指向另外一行，因一言一行中皆可见五行。最好的练习方法之一便是模仿他人的语言或动作，看能否在我们身上唤起某种感受，从而对某一行拥有全新的认识。今天与这位土行病人的经历，让我对她和自己都有了更深入的认识，也让我对火和土相反的思维处理方式有了更细致的了解。

以下这篇博客意在提醒我们——年龄越是增长，越接近死亡。我目前的情况正是如此，2009 年我曾经历过一次轻微的中风，最近一次发生在 2013 年 7 月，是更为严重的硬脑膜下出血，幸运的是，我已完全康复。上一场大病让我不得不延迟两次中国之行和其他欧洲之行，好在现在又得以重新启程。当然，这两次疾病都让我有所改变。我意识到时间正变得愈加紧迫，在我有生之年里，必须抓紧时间达成所愿。

◇◇◇◇◇◇◇◇◇◇

2010 年 7 月 2 日
收听了东尼·贾德（Tony Judt）的讲话过后

在收音机上听了东尼·贾德的访谈，感动万分。东尼·贾德是一位作家兼历史学家，不幸罹患了进行性运动神经元疾病，除了可以讲话和活动头部，身体已近乎全瘫。他对待疾病有着超然的态度，对未竟之事业有着一往无前的决心，即使死亡迫在眉睫，对他而言却也只如快马加鞭，让人听后备受鼓舞。

尽管我的处境与他相比不可同日而语，他的话却引起了我强烈的共鸣。我想，每个人，无论年龄几何，都应当有所触动。然而，如果不是已年届七十五，几年前又经历了一次轻微的中风，提醒我死亡已并不遥远，我也从未如此清楚地认识到时间的紧迫，那些尚未完成的事，需要加快步伐了。那些积压在我心中呼之欲出的念头仿佛终于找到了新的焦点，以文字或语言的形式喷涌而出，因我早就有着将它们表达出来的冲动，在过去的几年里，它们在心中激荡，变得愈发急迫起来。

这或可责之于学校（我于1995年创办的五行针灸学校）的关闭，此后，我休整了一小段时间，重新规划了生活。现在我的右手在中风后仍有些不听使唤，它每天都在提醒着我时间的流逝，在其彻底罢工、我的思维也逐渐衰退直至停止之前，我总感觉自己需要换个方向重新出发，仿佛有许多的事亟待去做。

当问及他对死亡的看法，东尼·贾德说道，他并不相信来世，却相信生命的价值取决于能为后世遗留什么。某一天，我也将长眠于林中的墓地（已选好并已付过钱了），在那片小小的、唯一可以作为墓碑的木片上，愿能写下这样的话语：心愿虽小，幸已达成，愿将余之所有留予后世。

我就过去的四次中国之行写过很多篇博客，而一切都始于接下来龙梅所描述的这一次。这封邮件写于龙梅的第一次南宁之行后，从她的描述中可以看出，东道主刘力红是多么重视五行针灸的回归，正因如此，后来我也受邀至南宁讲课。

◇◇◇◇◇◇◇◇◇

2010 年 8 月 2 日
龙梅的中国之行

　　昨天收到一封邮件让我倍感温暖。这封邮件来自龙梅，我曾在 6 月 1 日的博客《五行针灸的回归》中提到过她。在给中国的针灸师们讲完五行针灸的课程之后，她刚刚回到荷兰。接下来是她的汇报，经过她的同意，我几乎将全文一字不落地放在了我的博客上。

"亲爱的诺娜：

　　昨日已回荷兰。旅途非常舒适。整个中国之行，在南宁的日子，和力红以及他的家人、学生、同事、朋友以及每个人在一起的时光，都极其美妙！尤其是与力红在一起的时光。与他有过几次深入的交谈（我在南宁的时候，他邀请我住在他家里），都让我深受启发、感动以及温暖。

　　课程非常成功。中医经典研究所是五年前由力红及其好友唐农博士（现任广西中医药大学校长）共同创办的，我第一次到那里时便被它深深吸引！空气中弥漫着某种特殊的氛围，我在那里的所见所闻，那里的每个人，我所收到的每句问候，送至手中的每一杯茶，他们为我做的每一件小事，都带给我这样的感受。在那个规模不大却引人入胜的研究所里，传统被妥善保存着，被珍惜和爱护着。我能感到他们的尊敬、感激和温暖之情，最重要的是，这些都出自真心！

我相信每个人都深受五行针灸的启发，并且很感兴趣。力红的夫人（主攻中医中药）和女儿（19岁）以及校长的夫人都全程参与了课程。她们都希望以后能学习并运用五行针灸来治疗！她们的态度非常认真。一位和力红关系很好的针灸师也应邀过来参与课程（她也读了我年初给力红的信）。她住在成都，平时用药多过用针，因为她总觉得"这里的人对针灸的理解一定有所偏差"。她非常感激此次课程，深受启发之余，回到成都便马上改用了五行针灸来看病！她告诉我，"我终于找到了方向"。对她来说仿佛开辟了一个全新的世界。她给我讲了好多有关病人的感人故事，五行针灸对人深层次的触动，她已经感受到了。

力红、唐农以及我自己在这次课程上都感到非常快乐。"五行针灸的回归是具有历史意义的。"力红说。他们表示会尽最大的努力为想学习五行针灸的人提供机会。我给他们讲了您与五行针灸的故事，它如何改变了您的生活，您对五行的热情，以及您对我的鼓励。中国感谢华思礼老师和您！力红告诉我，当时机成熟时，想邀请您到中国来。让我将最热忱的问候带给您。他希望我将他的书转赠给您。

我把您的书（《五行针灸指南》）送给了经研所，我说最好能把它翻译成中文。力红说这需要得到您的许可。我想如果能把力红的书翻译成英文便再好不过了，不过我担心自己的英文不够好。

总之，能够做这一切，我感到万分荣幸和深深的感激。我太幸运了！

龙梅

敬上"

2010 年 8 月 12 日

金之悲伤

　　我们或许以为令金悲伤的只有死亡，然而，失去其他种种亦可让我们感到悲伤。悲伤可因失去某人而生，亦可因某人的缺席而起，二者的严重性旗鼓相当，甚至后者更甚于前者——某个本该存在的人，却在生活中或精神上缺席，比如本为父亲或母亲，却在情感上遥不可及。

　　让金哀叹的，还有那永远无法企及，以及未曾拥有之物。他们悲伤的，可以是他们从未尝试、今后也永将无法如愿之事；可以是他们从不知道、也永远无从知晓之事；可以是那永远无法挽回之失去；也可以是那永远无法体会的快乐。

　　每个人都能体会这些失去的痛苦，但只有金有着最为深刻的体验。

◇◇◇◇◇◇◇◇

2010 年 8 月 12 日

五行之特质

火想分享

土想参与

木想告诉

金想观察

水想确定

◇◇◇◇◇◇◇◇◇◇

2010 年 8 月 12 日

土的特点之一

谈论他人时，我的一位土行朋友常会问我："我需要为他们担心吗？"语气中总带着一丝疲惫。对此，我是这样理解的：一方面，这反映了她将自己视为他人的支持者、母亲的角色，为他人忧心之人；另一方面，语气中的疲惫又让人隐约感到她将此视为负担。话中的疑问有二：她是否可以摆脱这一负担，还是责无旁贷？这种情况下，我被赋予了一种角色，在我看来，这进一步阐释了土既需索取又需给予的特点。她的问句里包含着一种希望，实际上是一种需求，即让我来为她分担部分责任，帮她免除为他人忧心的沉重负担。把这个问题交给我来回答，实际上是把责任推给了我，而非她自己。而这个问题的背后，她希望得到的回答也明显是："不，你不需要。"

因此，土行人常将别人视作潜在的负担，正如我这位朋友的例子，他们虽期待给予，又常常害怕自己不能承担这一重任。这在某种程度上解释了土行人那哀怨的语调，那如歌如泣的哀求口吻，那种"给我，给我"的语气，一种如同雏鸟吮吸食物一般向内吮吸的声音。关于土之"需求"，以上即为其中的一方面。如果将其情感描述为"同情"，那么在很多情况下我们可以在后面加上括号，括号中写"请给我"。

◇◇◇◇◇◇◇◇◇◇

2010 年 8 月 12 日

不同角度看生活

说来奇怪，曾共同经历的事件，却在每个人心中留下不同的印象，其中的人物关系，每个人也有着不同的看法。这就好像面对同一件事，我们却站在了不同视角，体验了不同感受，引发了不同反应，仿佛这件事发生在了不同的人身上。在这些截然不同的体验中，人与人之间居然能找到足够多的共同点进行交流，已经让人称奇，更别提什么富有成效的交流了，个人观点在这时候总显得孤立无援。

这一领悟来源于一次家庭聚会，在那次聚会上，大家一起讨论着某件大部分人都经历过的事情。结果每个人的反应都不一样，讨论到与新家庭成员的关系时，大家的反应也各不相同。大家七嘴八舌各抒己见，却很难找到共同点。

这次经历又一次让我明白了解五行的意义所在，多亏它，我才在这几天的家庭聚会中保持清醒沉着，否则很可能已被各种复杂的关系弄得一头雾水。譬如，如果我可以将某位亲戚的五行确定为金，便能更好地理解为什么她的严苛会让人有如此反应，也可以更清晰地想象她对待儿子的方式，儿子为何会这样应对，以及为什么他在母亲死后这么多年仍然耿耿于怀。对于其他的家庭成员，我也会结合他们的五行去考虑问题，再加上对我自己五行的理解，便很容易明白为什么有些家人之间关系堪忧，有些则可以相安无事。离开时，我对自己的了解亦更加深入了一层，对于那些在我早年，尤其是童年时期让我倍感艰难之事，以及这些年仍难以应对之事均有了更为清晰的认识。

◇◇◇◇◇◇◇◇◇◇

2010 年 9 月 28 日

引用达芬奇妙语一句

刚刚读到达·芬奇对人眼视觉能力的描述，妙不可言：

"谁又能相信，小小人眼，竟可将宇宙万象摄纳其间？"

◇◇◇◇◇◇◇◇◇◇

2010 年 10 月 2 日

五行的长期治疗

该如何治疗那些长期病患，即持续多年向我们寻求治疗的病人呢？似乎许多人都对此存有疑问。

在我看来，这样的担心大可不必。或许有人觉得穴位的选择必须每次有所变化，然而这只是误解。究其原因，皆源于对所做之治疗不够明确以及缺乏了解。假设到目前为止，那些长期病患的护持一行已经确定，则说明治疗的主要方向是正确的。既然如此，继续治疗这一行即可，为何还有人认为这样不够呢？我们过去一直这样治疗，且这样的治疗应当已经取得了非常好的疗效，否则病人也不会甘愿年复一年地来找我们。因此，大可以循环使用某些穴位，只要每次的穴位不是一模一样即可，这些穴位过去已经让病人大为改观，病人定愿因此而继续前来。

尽管对我而言这是治疗中最简单的部分，为了帮助那些将此视为问题的人，我还是浏览了一遍那些我已治疗了相当长时间的病人的病历。在我选择的那些案例里，治疗时间长则 15 年，短则 6 年，每一行都选取了几位作为代表。我列出了近 3 年来为他们所做的治疗。读过这份清单的人都纷纷表示惊讶，原来我的治疗如此简单。如果他们能见到这些病人，我想他们也会同样惊叹这些治疗所产生的显著效果。

多年来五行所接受的治疗，从开始的一周一次或数次，减至现在的一年数次，它们对针灸的帮助已经非常熟悉，现在只需轻轻一推，便能帮助它们重新回归平衡。如果病人在生活上突遇重大打击（这样的事情的确会发生），比如，可能出现夫妻不和或邪气，则短期内治疗频率和力度均应增强，但病人的能量却会以惊人的速度重归平衡，而病人若是在治疗早期遭遇类似事件，只怕结果会大不相同。

常让我惊讶而又振奋的是，数年不曾谋面的病人突然前来求助，尽管距离上一次治疗已非常久远，却只在一两次的治疗后便重新振作起来。这说明五行是有长期记忆的，一旦在治疗中找回这种重新补充能量的熟悉感觉，则会迅速做出反应，以最快的速度恢复平衡。

希望以上观点可以帮助到那些对长期治疗抱有不必要担心的朋

友，也希望可以证实那条我一直坚守的信念——"少即是多"。这周正好在收音机上听到一位印度历史学家提及这句话，它不仅适用于针灸，也同样适用于生活中的诸多领域。所以，简单才是我们应当追求的，即在最少的治疗中运用最少的穴位。我非常明确的一点是，不论是在针灸领域抑或其他行业，那些深谙其中之道的人，皆能做到事半而功倍。

◇◇◇◇◇◇◇◇◇

2010 年 10 月 11 日
如何用最简单的方法辨别五行

为了帮助五行的爱好者们，我正在探索新的学习方法。想学习五行针灸治疗的人固然包含在内，而若只想深入了解人性，我也同样欢迎。我在取得针灸资格后不久，便独自上路，开始了最为深刻的五行学习之旅——当时有人叫我去夜校兼课，却发现自己需要面对形形色色的学生，从水管工到退休人员再到待业在家的年轻妈妈一应俱全。现在想来，在向他们讲解我对五行的理解，以及试图找到全班都熟悉的名人作为范例的过程中，我学会了不只是把五行当成针灸治疗的一部分，而同样将其视为理解复杂人性行为的途径。我一直认为，若想更深入了解丰富多彩的人性，无论他们是否愿意将此知识延伸至针灸领域，都能从学习五行中获益。

那么，我怎样才能最大限度地帮到那些想要学习五行的人呢？显然，方法之一便是让他们在治疗室里与我或者其他五行针灸师一起观察，这样才能明确指出为什么我们认为这个是木而那个是金。

但这种方法只适用于针灸师或学针灸的学生，并且，即使是他们，也只有一小部分具备这样的条件——他们需要住在某位五行针灸师附近，或者乐意我们前去他们的诊室进行辅导。我会定期用这样的方法指导学生。而对于那些初涉五行之人，不管是何原因需要自学，最简单的方式便是坐在电脑屏幕前，观看 YouTube 上的视频或者类似的五分钟左右的新闻人物访谈，这样的学习资源随手可得而且廉价高效，对我而言，这也依然是最有意义的学习方法之一。

若要进行五行的远程教学，我想这应是第一步。这样的课程是现在所亟须的。放眼世界，把教学重点放在五行上的课程远远不够。不幸的是，还有很多课程会教所谓与五行相关的附加知识，在我看来，此举弊大于利，反而让五行针灸沦为附属甚至地位更加低微。他们让学生以为自己在学习五行，实际却不然，这种名不副实的行为对五行针灸极为不利。

为了与此抗衡，也为了让那些真心想学习五行的人能以应有的方式学习，我正在准备一份名单，上面列有各行名人的名字供大家作为学习范例。当然，这仅仅是我的个人观点。由于从来没有在生活中见过或治疗过他们，我并不能保证这种远程诊断的准确性，因为只有治疗给病人带来的改变才能确认诊断，否则谁也无法确定自己是正确的。

从多个角度来看，木都是五行的起始以及生命的萌芽（尽管水作为生命的温床，也许才是真正的起始点）。因此，我将自然而然从木开始。有关木的名单请见下一篇博客。

由于上一篇博客中提出了帮助大家学习五行的建议，我现已对《五行针灸指南》一书做出调整，在附录中加入了"自学教程"。对那些不熟悉五行针灸，又苦于找不到老师或课程来学习的人，这里面提供了更加详细的说明。有意者可以购买一本修订版的《五行针灸指南》，现已由吟龙出版社出版（ www.singingdragon.com ）。相信此书可以帮助大家在成为一名五行针灸师的道路上迈出第一步。

我在下一篇博客中的做法以及试图远距离为名人诊断五行实属勇气可嘉的冒险之举。由于我没有为任何一位名单上的人做过治疗，我的诊断是否正确便无从印证。但我想，比之更为重要的是，面对如此高深玄妙的五行世界时，有人挺身而出为后人指点迷津。作为英国人，我列举的大多数范例皆来自英语国家，所幸网络的神奇之处在于，每个人都可以通过网络下载世界上任何国家任何人的照片或短片。因此，希望其他国家的人也可以通过这些范例观察到他们的同胞也同样具有的特征。

现将这些名字提供给大家，不过，若是日后经由更深的思考或更多的观察后改变了主意，也请接受我的歉意！正如我经常说的，"人都会犯错"，如果哪天我修改了诊断，也只是进一步印证了这样的道理——治疗师既需谦卑，又要灵活，切不可自以为是。

◇◇◇◇◇◇◇◇◇

2010 年 10 月 11 日

我认为是木的名人

我认为以下名人之主导一行为木：

撒切尔夫人，小布什（美国前总统），鲍里斯·贝克尔（网球明星），韦恩·鲁尼（英国足球明星），伊丽莎白二世（英国女王），安妮公主（伊丽莎白二世之女），约翰·普雷斯科特（前英国副首相），Peter Snow（英国演员），拉菲尔·纳达尔（西班牙网球明星），Claire Rayner（英国知名专栏女作家）。

诊断要点：

紧张的肌腱，这一点通过视频也能观察到，尤其是嘴唇和脖子周围。

紧闭的嘴唇，让嘴巴有些向下。你也可以尝试这个动作，会发现自己整张脸都变得僵硬起来。这个表情持续几秒钟就会让人感觉疲倦，除非你自己就是木，这个表情对你来说很自然。

铿锵有力的话语（说话不是在陈述，而有一种告诉的特质在其中）：咬字清晰。尽管木之声为"呼"，其声音却不一定像"呼"字所隐含的意思那样，说话大呼小叫，而是即使轻声说话，背后也有一种推力。

给人一种能量正在释放，或准备释放的运动感，或者这一运动被压抑的感觉。

当然，有时也会呈现出一种被我们称之为"怒气不及"的状态，表现为木积极、外向的特质的缺失或压抑。这种情况下，声音像是在耳语，让听者不免有些恼怒，因为听起来实在费劲。需记住的是，每一行都会向他人投射出自己感觉最为自在的情绪。因此，木或许会很乐意让对方也感到某种程度的愤怒或恼怒，而这正是压抑在他们心中的情绪。

治疗师须先了解自身之弱点和长处，才能帮助他人。也只有如此，才能尽量不把自己的影子投射到他们所要帮助的人身上。知道自己的护持一行，并了解这一行的所有挑战，对任何五行针灸师来说都是重要的一步。让人失望的是，有些治疗师不愿花时间和精力去确定自己的五行，背后虽有诸多原因，但主要还是想避免过多了解自己。只有那些愿意承认自身之不足并努力克服的人才有资格去帮助别人。了解自己的五行便是这漫漫长路的第一步。

◇◇◇◇◇◇◇◇

2010年10月12日
五行针灸师可以不了解自己的五行吗?

只有当治疗集中于某一行，这一行的需要得到满足，从而出现相应的深刻变化时，我们才能将其确定为自己的护持一行。但其中有许多实际的困难需要面对。由于地域原因，很多人找不到五行针灸师，他们该怎么办? 要知道现在已有90多个国家的读者阅读我的博客，要是他们所在的地区没有五行针灸师，总不能让他们远涉重洋去找一个吧?

有些人有着坚定的决心，不惜长途跋涉获取真知。其他人则唯有自食其力，尽量找到自己及病人的五行。值得一提的是，五行针灸大师华思礼最初对自己和他人的五行也是一无所知，日积月累才最终形成了他对五行之表现的深刻认识。所以，对于那些只能自学五行针灸的人，我也希望他们有勇气依靠自己的力量去探索五行世界，无论身处何地，都尽可能地收集学习资料。这便是激励我写这个博客的原因之一。尽管我不能一一跑遍这 90 个国家去亲自传授我对五行的认识，至少可以像我现在所做的那样，寻找远程教学的方法，帮助他们自学。

因此，对于许许多多兴趣浓厚的针灸师读者们，我想说："去吧，用你们可以找到的任何方法去探索五行世界。如果有足够的勇气，并已具备执业资格，请拿起针，去探寻自己独特的治疗方式。即使是祛邪这样简单的治疗也足以改变一个人的一生！"

同时，即使你对自己的五行一无所知，至少可以大胆猜测一番。并且，如果你就是一位针灸师，这也并不妨碍你帮助其他人。只要谨守操作规程，注意安全，是不会对任何人造成伤害的。最差的结果也不过是让病人原封不动地保持在治疗之前的状态。同时也应谨记，即使治疗的并非护持一行，也同样可以惠及所有五行，正如《三个火枪手》中所言，"我为人人，人人为我"，这一点放在五行中也同样适用。

◇◇◇◇◇◇◇◇◇◇

2010 年 10 月 14 日

如何理解病人对治疗的反应

有人在我有关邪气的博客（2010 年 5 月 28 日）下面评论，问了一个很有意思的问题：针灸能否导致"病人的潜在状态突然变差"？同往常一样，他人的想法总是促使我思考，下面是我的几点新想法。

从传统医学到心理治疗再到针灸，无论何种治疗，都意在产生某种变化，如果有效，则能产生好的变化。然而，内在变化的过程却常常让人不安——身体和灵魂需要适应新的、更加平衡的状态，他们却还未习惯，或之前从未经历。恢复平衡的过程并非失衡与平衡之间的平稳过渡，而是一个时进时退、不乏挑战的过程。我们以及我们的身体都是习惯性动物，这些年里已经熟悉并习惯了失衡（失衡并不是数天或数月引起的，而是数以年计的结果）。而要恢复平衡，必须经历蜕变，因此，我们也许会发现，蜕变的过程异常艰难。不过，只要坚持，将终有所获。

一般来说，有些情况虽被描述为治疗的副反应，放至长远来看却被证明是通往健康之路的第一步，只是这一步也许迈得颇为艰难。作为治疗师，我们需要耐下心来，认识到所有持久的改变都是时间堆砌的结果。作为病人，我们也需要耐心给予治疗师足够的时间来帮助我们。大多数病人来找我们之前已经求医问药长达数年，为什么有些治疗师却总是操之过急，要求自己花上几周的时间就手到病除呢？在我看来，一旦我们镇定，病人便不会着急。我们追求的应是缓慢而平稳的治疗态度，而不应急于求成，希望几枚针就可以扭转几年的失衡。如果前者代表乌龟，后者代表兔子，我们都知道这场竞赛最终是谁赢得了胜利吧！

◇◇◇◇◇◇◇◇◇◇

2010 年 10 月 16 日
我认为是火的名人

我认为以下名人是火：

相火：国际名人如乔治·克鲁尼，汤姆·克鲁斯，著名钢琴家朗朗。

君火：托尼·布莱尔，鲍里斯·约翰逊（伦敦市长）。

我总觉得君火（小肠和心）和相火（三焦和心包）很难区分，或许是因为我自己就是君火，身在其中反而很难看清，其他人可能会感觉容易很多。我的方法之一——君火思考和说话的同时也在不停筛选，搜寻着它认为正确的字眼，因此，君火说话总给人犹豫之感；而相火开口之前会给自己更多思考的时间，因此说起话来显得口齿伶俐许多。

诊断要点：

眼神很具亲和力，让人放松，仿佛想立刻与我们建立起一种温暖的关系，并希望我们同样以微笑回应。

谈话时身体前倾并朝向对方。

不合时宜的微笑或大笑。

即使需要笑的时候早已过去，脸上仍带着笑意。这一点在眼角笑纹的位置最为明显，笑声虽已停止，笑纹仍在。需要记住的是，火享受的不仅是微笑给他人带来的温暖，微笑亦可以温暖自己。它享受着微笑本身。其他行因不同的原因而笑，但让自己快乐并不在其列。

我们也应记得，每一行都会向他人投射出自己感觉最为自在的情绪。因此火会在不知不觉中制造出某种愉悦的氛围，自己也乐在其中。

五行都会表达喜悦，也都会微笑和放声大笑，但我们必须学会将木、土、金、水表达喜悦的方式与火区分开来。每一行都有表达其所对应情志的方式，而其他行表达这种情志时则有所不同，学会区分这两者是五行诊断的秘诀之一。

边看电视边学习是我的快乐来源之一。自从小时候父亲带我们观看了1948年的伦敦奥运会，我便爱上了体育节目。我们能从体育竞技中学到什么？这篇博客便是例证。

◆◇◆◇◆◇◆◇◆

2010年10月18日
致全世界的网球爱好者：享受网球，学习五行

最近观看了上海网球锦标赛，从中找到不少乐子。为求心安理得，我跟自己说这属于"持续职业发展"[1]（CPD, continuous professional development，最近的流行语）。不过，观看体育比赛的确是学习分辨五行最富成效和最具乐趣的方法之一。因为竞争状态之下，正是五行显露无遗之时。在镜头的特写下，他们肌肉的每一次抽动以及每一个充满压力的表情都近在眼前。

所以，这周观看网球比赛的学习成果便是远程诊断了下列这些运动员的五行：

水：罗杰·费德勒、安迪·穆雷

木：拉斐尔·纳达尔

火：诺瓦克·乔科维奇（也许是君火，他不如相火那么随和、

---

[1] 译者注：CPD 是 Continuing Professional Development 的简写，意为持续职业发展。CPD 是通过一系列方式、思路、方法的结合来管理个人的学习和发展，其目的在于使个人的学习和发展与其职业需求相符。个人通过完成 CPD 而保持并更新专业知识和技能，以确保在快速变化的经济环境中胜任不同的挑战。

放松，相反，看上去有点刺刺的）

我想，从五行的角度便可以解释为何费德勒觉得纳达尔和乔科维奇相对容易对付，而穆雷却似乎有点棘手（水与水之间的斗智斗勇）。从费德勒的角度来看，水可以淹没和包围木（纳达尔），也可以浇灭火（乔科维奇），而一旦遭遇自己的同类，水那圆滑机灵、无孔不入的特点便难以发挥，因为穆雷也有着同样的长处，而且更胜一筹——他从费德勒身边一溜而过，赢得比分。也许这就是穆雷比其他人更容易战胜他的原因，这周末又一次取得了胜利。对纳达尔来说，只要他足够强大，拥有排山倒海之力，便能战胜费德勒，不过，木潜在的进攻一旦遭遇水无穷无尽的意志力，要想胜出何其艰难！

动作和身形亦可暴露五行。纳达尔的身体异常强壮，纵横球场，显得霸气十足，费德勒则相对较弱，穆雷更加次之，但他们的动作给人一种行云流水的优雅之感，而纳达尔挥拍时则显得强健有力、肌肉发达，这一点，正是他力挫对手的强劲资本。

下次电视上还有网球比赛时，试着把它当作五行的教程来看吧！

◇◇◇◇◇◇◇◇◇◇

2010 年 10 月 22 日

脉象之谜

在我另一个有关五行针灸治疗的博客上，有人在评论区留言，让我把治疗中的脉象也一并附上。之所以不写脉象，乃有意而为之，其中有些原因定会引发质疑（不过，我所写的或许会招来更多意想不到的质疑）。为了解释清楚，首先必须申明的是，这里提到的诊脉仅适用于五行针灸，因此，在诊脉目的和方法上，将不可避免地与其他针灸流派存在差异。

五行针灸诊脉的主要原因有：

治疗前：评价病人气血整体的虚实情况，判断五行以及十二官的相对平衡程度。

治疗中以及治疗后：评估有无变化（其中有一些主要的限制性条件，将在下文中讨论）。

哪些是脉象不能提示的呢？这一点必须先行了解。

脉象并不能告诉我们病人的护持一行（致病因素），也许有人会觉得失望，因为如果可以，我们的工作将变得简单很多。脉象只能提示针对某一行的治疗是否改变了气血的平衡程度，而不能提示这一行是否是护持一行。

治疗开始前、治疗中的不同时间点以及治疗结束后均需诊脉。治疗中诊脉是由于治疗中有时会出现脉象的变化，提示需要更进一步的治疗，比如若出现出入阻滞，则需及时予以疏通。其他针灸流派将脉象分为27种，而五行针灸对脉象的标记方法则简单得多。如果某一行及其脏腑（官）的气血相对平衡，则用对勾（√）来标记脉象，脉虚标记为（－），脉实标记为（＋）。需要评估的共有12脉，其中五行各有二官，再加上火的两种功能——心包和三焦。每一部脉均取两种深度，浮取六阳脉，沉取六阴脉。

临床上，同一行之阴阳二脉出现明显差异而需要纠正的现象极少见（需要纠正时，用络穴将气血从相对更强的那一官引至弱的那一官），但偶尔也会发生。因此，通常情况下我们将同属一行之二官视为一体，除特殊情况外，每次治疗皆同时治疗阴阳二官。

以上为五行针灸诊脉的背景知识。那么如何来评估病人有无变化呢？其中最主要的限制性条件是针灸之后气血不一定立即发生改变。变化显著的情况下，通过诊脉即可感知，而若变化缓慢或并不剧烈，则难以通过脉象察觉。往往需要长则数天、短则数个小时的时间，五行的好转才会显现出来，脉象的变化亦是如此。因此，单靠脉象的改变去评判治疗是否有效的方式并不准确。同理，若是脉象并无改变，便认定治疗无效也是毫无意义的。

因此，我们应放下对脉象的过分依赖，学会观察病人可能会出现的各种变化。比起治疗前，病人看上去是否更加快乐、安静、红润、不那么苍白、话少了一点，或是健谈了一些？我相信，比起任何脉象上的变化，这些都是更值得信赖的积极改变。而由于病人离开后气血仍会持续变化，病人下次就诊时常会以焕然一新的面貌出现。因此，对于不断变化的气血而言，脉象就像是某一阶段的临时快照，花太多时间写下每次治疗后的脉象便显得多此一举了。

学会感受脉象已是不易，要想完全理解其中含义则更加艰难，对于那些在脉象上花太多精力的人，我的建议是不要对此过分依赖，因为脉象总是瞬息即变，且需要技巧极其娴熟之人才能感受其精妙。相反，我们应调动自己全方位的感官去感受病人的状况。例如，即使我感觉不出病人的左脉弱于右脉，但病人看上去是否极度绝望（提示也许有夫妻不和）？即使我感觉不到小肠和膀胱二脉的明显区别，无法确定那里是否存在出入阻滞，但他们是否总在揉眼睛或耳朵？充分利用这些技巧，便可以弥补我们诊脉水平之不足。

我们都应当记住，脉象虽能反映身体与灵魂所处之状态，然而光凭我们笨拙之手指，恐怕难以完全领会其中之精妙。

希望此文可以解释我为何不将脉象纳入病案之中。

◇◇◇◇◇◇◇◇◇

2010 年 10 月 23 日

我认为五行为土的名人

我认为以下名人的五行为土：

玛丽莲·梦露，黛安娜王妃，比尔·克林顿，奥普拉·温弗瑞（美国著名女脱口秀主持人），唐·弗兰奇（英国著名女演员、编剧），戴维·卡梅伦（前英国首相），凯特·温斯莱特，乔安娜·林莉（英国女演员）。

诊断要点：

在我看来，面部五官中，嘴巴最能体现土的特点。

记住经络在体表的循行部位非常重要。比如这里提到的胃经，起于眼部，下行至口唇两侧，即地仓（XI 4）这一重要穴位所在之处。然后入缺盆，进入胃中。地仓是一个非常可爱的穴位，从穴位名称来理解，它可以助土将收成贮存于仓库之中，让其有足够的能量吞下思想和食物。曾遇一土行病人，不停重复讲述着相同的事情，针地仓后，穴位开始发挥作用，病人立刻沉默了下来。

脾经与胃经的深部循行也与口唇密切相关，胃经有一深部分支与督脉相接（或者更确切一点，从督脉分支而出），脾经也有一深部分支从其最后一个穴位——大包（XII 21）分出，联系舌根，分散于舌下。这便是为何描述土时，嘴巴总是扮演着至关重要的角色，更何况滋养我们的食物由口而入，土之核心又在于滋养自身以及他人。

当我们用眼睛、耳朵、鼻子和"神"去感知时，对方身体的每个部位无一不能体现他的护持一行，嘴巴也不例外。对于每一行嘴巴都有着重要的意义，但据我观察，其意义各有不同。对土而言，嘴巴更像是在表达一种需求。需求最为明显时，我曾将其形容为犹如雏鸟张口求食。在人身上，也可表现得仿佛向人讨要食物一般，代表着他／她正向我们索取着什么，这便是我们所说的土典型的需求感。当这种需求略微夸张时，会有点像生气噘嘴的模样，在许多来自黛安娜王妃电视访谈的照片上，均可见到这一典型表情。我们可以试着模仿这种表情（非常值得一试），你会感觉自己仿佛正迫切需要他人来满足你的需求。而玛丽莲·梦露噘嘴的模样，在我看来也是另一典型的土的嘴巴。

所以，当你发现自己的视线不知为何总被对方的嘴巴吸引，这也许（我再重复一遍，只是也许）可以提示对方是土。木的嘴巴也很有特点。开口讲话之前，木的嘴巴即使没有闭得紧紧的，也总给人一种坚固之感。而对于火、金和水而言，更容易吸引我们的则应是他们的眼睛，而非嘴巴：火的眼睛总在吸引着我们与其建立关系；而金即使看着我们，眼神也仿佛超越我们望向远方的未知；水在受到惊吓时，眼睛会突然摇摆不定，扫视四周。

不过，请牢记以上并非定律，仅为曾指引我做出诊断的一些线索。对于如何诊断五行，您也许会有截然不同的观察。

2010年11月1日

护持一行之"内在一行"的概念

在刚刚结束的讲座上，有学生问我：在五行针灸中，是否应该花精力去判断"内在一行"？"内在一行"是指让护持一行具有某种特定色彩或对其起特殊修饰作用的一行或几行的简称。这是一个非常复杂的概念，为了能更好地理解，可以将这一五行术语视为人之基因结构——人人皆有护持一行，然而这一行会因其他行，即"内在一行"的修饰而有所不同。每个人都带着独特的五行印记——以某一行为主导，而其色彩却因其他行的晕染而独具一格。

例如，我们都知道，木之主导颜色为绿，主导声音为呼，主导情志为怒，主导气味为臊。然而，何以将此木与彼木区分开来？每个木之所以与众不同，皆因这些感官信号特点会受到其他行之渲染。因此，某人的木或许会因土而有所改变，颜色变为黄绿色，声音变为略带唱腔的呼声，情志则变为掺杂着同情的愤怒，而气味则变为带着甜香的臊味。同样，另一人的木也可带有火的特点，其颜色则因此而变为带着红的绿色，依此类推。此外，木中还可再有木，其木的特点因此而愈加突出，我们称之为"木中有木"。

我常将此想象成"环中有环，环中又有一环"的画面。比如在例一中，木中有土，而土如果又被另一行，比如金所影响，其颜色则会变成带着白色的黄绿色，依此类推。这就是为什么没有人与另一人的声音腔调一模一样，声控锁的发明也正是基于声音的这一特点——用机械识别独一无二的声纹，然后开启门锁。

然而，这位学生问题的重点在于，从临床的角度如何看待"内在一行"的重要性。首先，由于我自己就是一名临床针灸师，最为关注的还是能促进疗效的部分。我的观点是，与其将时间和精力花费在护持一行的内在一行上，不如将其用于寻找主导一行。开个玩笑，包括我在内的大部分人，连找到"外在一行"都那么困难，更别提"内在一行"了。

探索其他行对护持一行产生的影响固然有趣，如何找到护持一行才是重中之重，完成这一任务已是不易！从临床的角度来看，"内在一行"对治疗方案的影响微乎其微，只有在极其罕见的情况下才需将其考虑在内并因此而改变治疗。不过，对于理解病人的需要，"内在一行"可作为参考。也就是说，对于例一中的木，我们也许需要稍稍给予同情，而例二中的木，则或许更喜欢诊室里多一点欢声笑语。

◇◇◇◇◇◇◇◇◇◇

2010 年 11 月 2 日

我认为五行属金的名人

我认为以下名人五行为金：

曼德拉总统，奥巴马总统，维多利亚·贝克汉姆，Peter Mandelson（英国工党政客），劳伦斯·奥利弗（英国演员），丹尼尔·戴 - 刘易斯（英国演员），安东尼·霍普金斯（英国演员）。

诊断要点：

金比其他行更显沉静。例如，他们可以一动不动地躺在治疗床上，正如那些躺在教堂陵墓里的骑士石雕。他们并非在刻意压制自己的动作（水想退缩时或许会如此），而是一种抽离于当下的超然之感。

眼神交流时，他们的目光镇定而敏锐，我们常会被他们的眼睛所吸引，而如果是土，吸引我们的常是嘴巴。望向我们时，他们的目光直接而锐利，同时又仿佛超越和穿透我们，好像在我们身后搜寻着什么。这一行的悲伤也正是从眼神中流露出来。

若想分辨声音中有无金之哭声，可以试着闭上眼睛去听。不知为何，当我们像平常一样一边看着对方一边聆听时，常会忽略金声音中安静、阴性以及向下的特质。没有了眼睛的干扰而只用耳朵聆听，它则变得出奇低平，让我们也跟着下沉。这与木阳而向上的语调正好相反，与火也有较大反差。

若想分辨对方是否是金，可以观察他 / 她在你内心唤起的感受。你是否感觉自己不知为何变得言辞谨慎，仿佛害怕措辞不当被对方评判？评判是金的职责——权衡好坏，丢弃糟粕。因此，它情不自禁地想要评判我们，我们也可以感觉到其隐含的评判，尽管它并非故意为之。当然，金最挑剔的还是自己，因此，一旦遭受批评，它定然无法轻视之。金可以与你一起笑，它亦可以自嘲（金往往有着敏锐而犀利的幽默感），但你千万不可嘲笑它，否则它将彻底远离你（如果他是你的病人，也许这就是他不再找你治疗的原因）。

◇◇◇◇◇◇◇◇◇

2010年11月8日

很高兴本博客终于登陆中国

（这篇博客是 2010 年 6 月 1 日和 8 月 2 日博客的延伸）

伦敦传统针灸学院（London College of Traditional Acupuncture）和沃里克的传统针灸学院（我本科阶段的学习便是在这里完成的）的相继关闭，曾让我痛心不已，对英国传统针灸的未来也深感忧虑。最近，接连听闻五行针灸在中国取得了可喜进展的消息，让心中的阴霾顿时消散了大半。

《五行针灸指南》的译者龙梅告诉我，刘力红在邮件中说"他希望书能迅速翻译并出版出来，这对五行针灸在中国的推广是首屈一指的大事"。他告诉她："试想如果有 1 万人读了这本书，即使只有一人在其中找到了真理，也是好事。如果有 2 万读者，就至少有了两个想做五行针灸的人。我们就已经有了好的开始。"

刚刚又收到梅的来信："我发了一些您的博客文章和新博客（五行针灸治疗博客）的内容给力红的学生，他们觉得这些文章对他们非常有帮助。他们正迫切需要您的教诲。您有关五行针灸的远程教学正在登陆中国。"

针灸治疗之核心在于"神"，为了坚守这一传统，我也一度感到举步维艰，甚至不堪重负。而这些鼓舞人心的消息竟来自中医之中心——中国，我肩上的重担不禁为之一松。在西方，由于过度监管和妄图用西医的理念改造针灸，有时不免担心，难道我们将眼睁睁地看着这扇门关闭？而得知另一扇门正在别处开启，如何不让人欢喜，更重要的是那还是在中国！

◇◇◇◇◇◇◇◇◇◇

2010年11月8日
我认为是水的名人

我认为以下名人的五行为水：

大卫·贝克汉姆，Judi Dench（著名英国女演员），Rowan Atkinson（憨豆先生），戈登·布朗（前英国首相）、George Osborne（原英国财政大臣）、迈克尔·舒马赫（德国一级方程式赛车车手）、Bob Geldof（爱尔兰摇滚乐手）、Martin Johnson（美国流行音乐人）、Cherie Blair（前英国首相托尼·布莱尔的夫人）、理查德·尼克松（美国第37任总统）。

诊断要点：

尽管看上去镇定自若，水总让我们感觉不安。他们可以纹丝不动，如同被冰冻一般，然而一旦受到威胁（例如有意料之外的事情发生），则会一跃而起，马上采取行动。让他们露出破绽的是眼神——水的眼神总是充满警惕，小心翼翼地观察着周遭的一切，随时准备好扫视身后或两旁的突发情况。他们可以像突然受到惊吓一般，而面部其他部位却显得镇定异常。

在我看来水的颜色有两种：有的整张脸都带着深色的阴影，这种深蓝色阴影在理查德·尼克松脸上表现得尤为典型，在他面临政治威胁时，常愈加明显，很多男性水行人身上都有此特征。这种颜色让人感觉整张脸都很暗，仔细看时却不然。还有另一种水的颜色，看上去会有点透明，因此，其他的颜色可透过它显露出来。我想深蓝色应当属肾，透明、较浅的颜色属膀胱，前者为水之相对潜藏、阴的部分，后者为水之向外、阳的部分。

我对辨别水的气味越来越拿手。当失衡较为严重时，的确能闻到典型的尿骚味。失衡不那么明显时，当我站在治疗床边，会有一种置身于水边的感觉，仿佛池塘或浴缸就在近旁，四周湿气蒸腾。这是气味送至鼻孔时的瞬间感受。水虽与"腐"相关，而"腐"字所代表的绝不是什么难闻的气味，其实际的味道却只是有些潮湿罢了。

水的声音听久了会让我感觉有些疲倦。那种单调而低沉的声音，仿佛在反复不停地敲打着我，与木的铿锵有力不同，水相对含蓄，不那么直接。听 Bob Geldof 或大卫·贝克汉姆讲话（在 YouTube 上节选一段来听是最好的方法），这种单调而低沉的语调尤为明显，犹如蜜蜂振翅之声，嗡嗡作响。

不过最重要的还是对方在场时去感受自己的内心，问自己是否感到一种心神不安的恐惧。若是如此，这种感觉是否由对方所隐藏的恐惧（水总是试图掩饰自己的恐惧）传递而来？由于水擅长把自己隐藏在其他行之后，这一行被误诊的概率颇高。每当在某位病人身上看到许多不同行的特征，我总会发现是水藏在它们背后。

再一次阅读自己的博客，发现了几篇可以表达我最深思考的文章，下文即是其中之一。如果电脑遭到恶意破坏，清除了所有文章，我希望这几篇博客能保留下来。

◇◇◇◇◇◇◇◇◇◇

2010 年 11 月 11 日
传承就像一条直线

传承就像一条无限延伸的直线。它意味着连续不断的薪火相传，早在某位大师进入这一传承之前，这条直线便已起始，而即使大师逝去，它也依然保持延续。

我已将雅克·拉维什（Jacques Lavier）的著作《中国针灸的历史、学说及治疗》（History, Doctrine and Practice of Chinese Acupuncture）从法语译为英文。从彼得·艾克曼的书中可以得知，雅克·拉维什是华思礼、迪克·冯布仑（Dick van Buren）、玛丽·奥斯丁（Mary Austin）及其他人的老师之一。大家所熟知的华思礼的"小黑书"（已停止出版），其中大部分内容便来自雅克·拉维什的书的附录部分。而我想，雅克·拉维什的知识也应传承自某位来自远东的大师。因此，华思礼所在的法脉，其传承竟可追溯至公元前，如此悠久的历史，怎能不让人惊叹！

毫无疑问，华思礼的思想是在一生的实践中逐步成型的。我有幸见证了其中的部分发展。那本"小黑书"中曾充斥着许多针对症状治疗的内容，《经络与腧穴》一书的后面也在一定程度上有所涉及，而他后来显然对此做了大幅度的删减。例如，在讨论内障时，他从未教我们根据病人有无抑郁而采用不同的穴位治疗。当我还在华思礼的学校学习时，记得第一次为病人治疗，当时病人的金和相火（三焦和心包）之脉皆弱，尽管病人的主导一行为火，老师却让我同时补金和火。那时，我们也会自然而然地同时学习泻和补两种技法。在跟随华思礼临床学习的那些年里，曾观察他治疗过数百位病人，他从未（一次都没有）建议我们去泻病人的五行。祛除邪气以及疏通其他阻滞的治疗（比如内障、夫妻不和及出入阻滞），都是在泻除不同行之间积累的过盛经气。这些都是华思礼对治疗的逐步改进。

不断为传承增添新鲜血液的正是这些新的思想，否则，传承只会枯竭消亡。一旦拜入师门，便自当承担起发展其学说的责任，使其焕发蓬勃的生机，而当今的讨论和议题虽比比皆是，有新意者却不多见。对于那些形形色色的问题，华思礼很少回答。我曾经听他这样回应对方："如果你现在不懂，那么即使回答你也不会懂。"大师们似乎都偏爱这种深奥而隐晦的说话方式，虽让学生们一头雾水，却也迫使其暂且离开，自行思考答案。

人们总想把五行针灸放进盒子里固定下来，我当学生时，五行针灸的很多理论也存在被教条化的现象——我概不赞同此类做法。做祛邪治疗时，我总是一开始便针心俞（不过进针时会非常谨慎），因为我发现有时候心包俞并无邪气，而心俞却有邪气。不会有人因此而把我送上法庭吧？当我们还是学生时，老师教我们只有发现心包俞有邪气时才针心俞，其他同学若是发现我这么做，该有多么震惊和恐慌！我还发现将针刺入心俞后，心包俞的邪气才会慢慢出现！这是我学到的新知识，现在我也将这一经验传授给其他人。我是否因此而偏离了华思礼的传承呢？我并不这样认为。我认为这是对传承的发展，如此才能保持其鲜活。

为了让传承保持蓬勃的生命力，我的方式之一便是实践和写作。写作中尤以博客为重，它极大地丰富了我的思想，所达到的深度也让我始料未及。我也鼓励后继之人继续探索，在实践中发展出全新的治疗方式。华思礼曾言："如果你们也与我一样拥有40年的实践经验，我现在能做的，你们也能做到。"这句话可以说对，也可以说不对。因为能成为大师的人毕竟少之又少，然而其言语背后却是一位真正的老师才会对学生寄予的期望——愿他们青出于蓝而胜于蓝。

◇◇◇◇◇◇◇◇◇◇

2010年11月14日

五行针灸诊断的不确定性

最近有人提醒了我一个重要的事实，这对五行针灸师而言极具现实意义。一位有着多年临床经验的治疗师告诉我，他发现五行针灸的难点在于，治疗师经常改变他们对护持一行的诊断，比如最初按照金来治疗，而几次，甚至多次治疗后却改成土。他说，他无法从事这种连诊断都无法明确的学科，然而，让他惊讶的是，我竟没有像他那样感到困扰。我告诉他，我非但不觉困扰，反而满怀激动，因为人性本就复杂，甚至永不可知，而我所操持的针法正好与此相合。当问到他的治疗中具体有着怎样的确定性时，我们共同得出了这样的结论：他在治疗时，大都只对身体层面的疾病做出诊断，针对这些疾病，他学习了具体的标准化治疗手段，但治疗并非因人而异。比如，病人的疼痛部位在何处？如果在膝盖，根据他对所涉及经络循行部位的了解，会有一套固定的程序来处理，他还会配合其他治疗，比如耳针或拔罐，这些也是专门针对身体症状的。

而对于那些因无法应对生活而前来就诊的病人，又该如何处理呢？问及此处，他陷入了沉默，然后承认道：除了采取一些通用的镇静治疗让病人平静下来，这是他尚未涉及的领域。由此可见，对于病人的健康，不同的传统有着不同的侧重点。五行针灸的治疗皆基于某个核心领域，这个领域如果用西方的思维去理解，可以称之为心理学。然而并非所有流派的针灸都是如此。人们之所以对五行针灸是否合理争论不休，并对这样一支完全植根于东方之神性传统的针灸流派持有惊人的敌对态度，这或许便是原因之一。实际上，凡刺之法，先必本于"神"。只需翻阅《内经》这类经典著作，便可领略到经典中对"神"的重视程度，这一传统乃所有针灸流派之根基。过去，人们认为身体与灵魂是密不可分的，而现在，西医却将心理与身体的治疗分割开来，可悲的是，现代的中国针灸似乎也并无二致。而在五行针灸师的眼里，不存在，也不应存在这样的分裂，过度强调根据身体症状做出的诊断反而会觉得奇怪，因为过分依赖"有形"，只会伤及"无形"。

社会对有形可见之物的过度依赖，或许与科学的兴起有关。因此，象征性地，相对于用手去摸或用眼去看，人们会更看重显微镜下的世界，却忘了显微镜所能揭露的毕竟有限，只能观察到物质层面的东西，却永远无法像人之触摸一样，顷刻之间便可心领神会，直达深藏其中的内在本质。而这正是五行针灸接近心理治疗领域的地方——二者皆是对灵魂的治疗，而那些对这一针法深感困惑或不安的人，也正是因为这一点，为五行针灸贴上各种标签，比如一位坚定地走进了"治疗身体之针灸"学校的治疗师，声称五行针灸"对我来说太玄了"。如果说"玄"是指"神性"，那么我认为这一描述其实相当精确，不过，应除去其中所包含的贬损之意。我的工作中，正是这种"玄妙"让我深深着迷，因为在我看来，人人皆有一个无形的内核，是它决定着身体与灵魂之整体的健康，针对其进行治疗，便可创造条件，让整体之健康得以恢复。

不过，文章开头提到的那位治疗师，因不能确定地"知道"病人的护持一行而深感困扰，这也凸显了一个值得探讨的重要问题。如果说五行的表现如此微妙，连经验丰富的治疗师都难以洞察，那么，这能在多大程度上否定五行针灸这一学科的正确性？再者，这一点对经验尚浅的针灸师具体会造成哪些困难？我相信，它非但不能否定五行针灸的正确性，反而更加证明它是一门真正的学科，因为它兼容并包，囊括了与人类生命相关的所有核心领域，并赋予它们非凡的意义。而对于它为针灸新手们所带来的问题，这也是必学的课程——每一位针灸师，无论资历深浅，都应当时时提醒自己治疗中的不确定性，既不去否认它们的存在，也不去轻视它们带来的问题。每一种治疗体系中都存在不确定性——我们应当、也必须接受这样的观点，因为所有的治疗，其对象都是人，而人是复杂多变的，如此一来，我们才能以各自的方式去学习面对这种不确定性，让我们的恐惧得以减轻。

接下来的这篇博客中所介绍的方法，是我在治疗中逐渐形成的，
能很好地帮助我面对治疗中的不确定性。

◆◇◆◇◆◇◆◇◆◇

2010 年 11 月 14 日
如何让自己镇定下来

我已制定出一套让自己镇定下来的流程，专门应对无法确定病人五行时的不安。如果无法从病人那里捕捉到指向某一行的感官或情感信号，不知下一步该做什么，总有一丝慌乱会涌上心头——这种感觉再熟悉不过了，如果其他五行针灸师也足够坦诚，我想他们也时常遭遇这样的情形。每当此时，我便会进入这套专门为自己制定的流程——我会慢下来，尽量回到第一次遇见病人时的状态。换句话说，我会尽量让自己再一次用全新的眼光来看待病人。为此，我会把注意力集中到某一种感官信号上——以声音为例，与病人谈话时，我会将内容放至其次，更多地关注他们说话的方式。或者我会特意再闻一次气味，为此我可能会把毯子拿开，这样离病人的身体可以更近一些。我也许会借此机会再看一遍自己的笔记，这样可以让治疗暂停，阅读时，也自然可以不说话。而病人，此时静静地躺在床上，以为我在专心阅读病历，丝毫察觉不到我的犹豫。如此一来，病人可能会因为我花了太多时间和精力在病历上而稍感不悦，而不至于像我所担心的那样失去耐心。

事实上，治疗时制造片刻的沉默不失为一种有益的尝试，除了思考，治疗师可以什么都不做。这时，病人得以放松，治疗师亦有了不慌不忙思考的余地。我们或许都存在的一个问题在于，以为在治疗室里必须一刻不停地有所行动，似乎只有行动才能表明我们知道该怎么做。如果从病人那里捕捉到的信号不够清晰，无法确定该如何治疗，我们必须给自己时间来思考，而不用担心沉默会被病人理解为能力不够。

如果病人的治疗进展不明显，我也很乐意向病人坦诚相告，我会这样说："还有些我没有弄明白的地方。"然后会询问他们是否愿意给我时间继续了解。所有病人都无一例外地为此感到高兴，因为我准备倾注更多时间在他们身上，如果我觉得有必要，他们都很乐意治疗得更频繁一点，直到我找准治疗方向为止。如果对治疗把握不准，却答应病人将治疗间隔时间延长，比如延长至一个月以后，这样的行为很不专业。见不到病人的时间里，只能担心病人，却得不到任何有帮助的回馈，除了耽误找到治疗方向的时间，并让我们更加无法明确病人的五行外，别无益处。

因此，我们应当坦诚地与病人讨论自己的不确定，请求他们给予找准治疗方向所需的时间。这样的情况下，应尽可能频繁地约见病人，这一点尤为重要，因为如此才能增加我们从全新角度来观察他们的机会，让他们的五行更清晰地展现在我们面前。尽管有些治疗师会担心病人的经济情况能否承担，但其实我们不应为此焦虑。我们应将主动权交给病人，如果他们主动提出增加治疗次数会为他们的经济带来负担，我们可以考虑暂时降低治疗费用。从长远来看，这不仅为病人节约了时间，从根本上来说也节省了费用，因为暂时的频繁，却缩短了整体的治疗时间。

◆◆◆◆◆◆◆◆

2010 年 11 月 16 日

考虑五行而非穴位

　　考虑五行而非穴位——这是我们必须奉行的治疗准则。我们通过针刺一系列的穴位来治疗，然而，这些穴位并不是独立的，而是如同缝制衣服的针脚一般，串联起整件衣服。让我惊讶的是，有些治疗师总是舍本逐末，太过重视单个穴位的作用，却忽视了与穴位所在的经络相关的五行，与五行相比，穴位只是其中很小的一部分。

　　我深信，对某一行进行治疗，其作用会发生累积，而无须依赖某个穴位的独特作用。因此，在我看来，发挥作用的并不是单个穴位，单个穴位也不足以力挽狂澜，使治疗的局势发生改变。相反，选择某条经络或某一行的不同穴位进行治疗，疗效便会一层一层逐渐累积，病人的失衡也随之慢慢恢复。或许某次治疗之后病情突见起色，病人恢复健康，但这并非是那次治疗所用穴位的功劳，而是先前一次次的治疗中选用了一个又一个穴位的结果。由此，我们才在健康的天平上加上一个又一个砝码，最终重归平衡。

　　穴位从属于整个五行和经络系统，越放大穴位的作用，则越容易忽视后者之精妙。这样一来，愿意深入探索五行的治疗师也就越少，而治疗师本应对五行建立起深刻的认识，才能帮助我们摒弃对单个穴位的过度强调，代之以另一种更为简单的方案——每一行及其所属之阴阳二官的力量永远居于首位，相应地，该选择哪一穴位来调理其气血则位居其次。一行上的所有穴位都可以从不同方向提升其气血，每个穴位亦是调整此行气血的不同门户。这就是为什么治疗师在同一条经上选取不同的穴位，却可以让病人取得相似的进展。

既然疗效来自于同一行上不同穴位功效的累积，而非一系列单个、孤立穴位的结果，那么对于同一行上的穴位而言，哪个阶段应选择哪个穴位则可根据治疗师自己的喜好而定。由于不同针灸流派有着不同的治疗方案，不同的老师所传授的知识也不尽相同，因此，具体的选穴因流派和治疗师的不同而存在差异。

◇◇◇◇◇◇◇◇◇

2010年11月16日

穴位的累积效应

评价单个穴位的具体功效很难，而评估多个穴位在一段时间内的累积效应则容易得多。我认为原则上穴位并非立即显效，而是需要一段时间，因为变化总是缓慢出现。由于病人大体上都是连续数周前来治疗，除了最初的穴位，治疗师还会使用一些其他的穴位，这些穴位有时可使疗效叠加，有时与之抵消，或与其侧重点截然不同，所以，具体是哪个穴位在何时产生了何种疗效便已无从评估了。当然，即使只有最初的穴位才具有这种远期疗效，也由于以上原因，我们无法将其与其他穴位的作用分隔开来。所以，除非我们一次只针一个穴位，为了观察其疗效，在某段时间内不针其他任何穴位，这样才能让我们肯定它是否起效。否则，我们永远无法确定在这次治疗中，这个穴位对这个病人起了怎样的效果。

那么它重要吗？答案是肯定的，不过只有在需要评估单个穴位的单独功效，或验证某些信息的准确性时。因为有些信息通过口口相传，或是道听途说而来；有些虽有着传统的渊源，其权重和实质是否真的如此却已无从评估。然而，我看重的却是治疗的累积效应，而非单个穴位的功效。多个穴位或在同一次治疗中一起使用，或在同一类型的治疗中相继使用，其功效都会通过时间反映出来，因此，我们可以把它看作是目前为止针灸过的所有穴位的累积效应。至于是否只有其中一个穴位有效，或是所有这些穴位都起了作用，或是只有其中几个穴位产生了效果，而其他的穴位无效，是我之前说过的穴位中的"乌合之众"，以上种种，我们都无从知晓。但是至少可以通过疗效证实，之前针灸过的穴位是否产生了累积效应。

◇◇◇◇◇◇◇◇◇◇

2010 年 11 月 16 日

季节性治疗

我为病人进行季节性治疗的唯一方法是：在与病人护持一行相应的季节选用与其五行一致的五输穴进行治疗。例如，在长夏季节为土行病人选用足三里和太白（土之土穴）进行治疗。而其他穴位，包括背俞穴，都不包括在季节治疗的范围内。因此，背俞穴的使用不受时间的限制，只需与护持一行一致即可。

据我所知，有些治疗师会在与病人护持一行不一致的季节为病人进行季节治疗。也就是说，假如病人的护持一行为火，他们会为其做金的季节治疗——经渠和商阳。我不会这样做，因为在我看来，治疗病人的非护持一行是毫无必要的。通过补护持一行上的穴位，足以使这一行恢复平衡，一旦平衡，则足以适应任何季节变换。然而，由于护持一行较其他四行更容易处于重压之下，在其所属的季节会表现得更加明显，因此，我们需要对其加倍扶持，即在秋季赋予金更多金，或在春季赋予木更多木，这便是季节治疗的意义。

以上也同样适用于时辰治疗（例如在水的时间，即下午3点到7点选用足通谷和阴谷为水行病人进行治疗）。若能在所属季节的相应时辰进行治疗，则是最理想的治疗（相当于给予这一行3倍扶持）。不过，从作息时间而论，某些行实施起来会很困难（尤其是木和金），因为这意味着病人必须晚上前来治疗。华思礼曾鼓励我们将数位病人安排到一起治疗，像我这样的好学生当然是言听计从，所以，即使是在这样一个反社会的时间，我也照办了！刚开始的时候，在木的流注时间，即晚上11点到凌晨3点的时候，还真有几位忠实的病人如约而至，可是后面几次治疗，就再也没有木肯来了！从此以后，我就再也不安排这样的治疗了——原因是明摆着的，尤其是我也得考虑自己的健康吧！

下面三篇博客都旨在介绍我不同的选穴方法。我对写博客的兴趣从多方面激发了我的思考。正如我在有关穴位名称的博客中写到的，我将写作视为"为诊室添置新花"，那么每一句话便好比这些五颜六色的花朵上的花瓣，为我的工作增添了无限活力。

◇◇◇◇◇◇◇◇◇

2010 年 11 月 22 日
穴位名称及其对穴位选择的意义

早在很久以前，每个穴位便被赋予了独一无二（极少数除外）的中文名称，而在研究中国古代文化的圈子里，穴位含义却引起了广泛的学术争议。有人认为可以抛开经络或解剖位置，直接按照穴位名称来选穴治疗。在我看来，将此作为选穴的主要依据未免太过粗糙，因为穴位位于连接全身、使之成为一体的气血通道之上，如此选穴，便是将穴位与之割裂开来。

我已开始翻译伊丽莎白·罗夏德拉弗（Elisabeth Rochat de la Vallée）[1]有关中文穴位名称的著作，她查阅了大量论述穴位名称的经典文献，让我越发感觉到其中的复杂。同一穴位，其名称释义却可存在巨大差异。并且，不仅某些穴位的定位不同，有时连归经也存在分歧。

如果连经典文献中都存在如此多的争议，译成其他语言时则更加复杂。语言的纯粹主义者们也许会抱怨最终的英文（或法语、德

---

[1] 译者注：法国当代汉学家，曾翻译大量中国经典哲学著作及中医重要经典。

语、日语）翻译与原文相去甚远，甚至毫无关联，然而鉴于这些名称是从另一种文化和语言转换而来，这样的改变也在所难免。多希望自己能直接研究那些中文词汇，然而，这也只不过是一个令人神往和富于启发的想法而已。作为一名临床针灸师，毕竟精力有限，这样的重任还是只能交给历史学家和语言学家去完成。我看重的是临床选穴依据，以及能在多大程度上依靠穴位名称来选穴。

每位治疗师都有一批用起来得心应手的穴位，其中有些穴位源自传承，对其运用我们已了然于心。而建立起我们自己对于经络系统的理解也同样至关重要，这样在选择自己的经验穴时才能有一套足以说服自己的内在逻辑。穴位选择的范围应尽可能地放宽，并建立起自己的选穴原则。我们也不应忘记，我们的各位恩师，虽从属同一针灸流派，也都各自倾注了自己的理解，因此，我们最后学到的，都是众人智慧的结晶。所有这些不同的学习途径，再加上对穴位名称的不同理解，共同造就了因人而异的针灸传承，最终形成了我们对选穴各自不同的理解，让穴位选择成了一场带有强烈个人色彩的探险之旅。

重要的是，我们需要随时随地准备好拓宽自己的常用穴位量，以及对某一穴位适用范围的理解。常会遇到其他针灸师提及某个他们常用的穴位，而我却从未考虑过，或不知为何遗漏了它。将此穴位加入我的选择，为我的治疗增添了新的活力，仿佛将新的鲜花移入诊室之中。为防止治疗一成不变，正需要这种新观点的不断加入。这就是为何我喜爱围绕针灸写作的原因之一，思考自己想写什么，让我用新的眼光去审视治疗的方方面面，仿佛初遇这门针法一般。

下文将触及我治疗之核心，我希望这一"内在品质"可以为治疗"这一单纯的身体动作赋予某种抚慰人心的功效"。

如果需要将此书缩编成一本更薄的册子，其中某些文章所代表的思想，蕴含了我心中对于五行针灸之核心的观点，可谓最为精华的部分。这些文章散见于书中，下面这篇博客便是其中之一。这些博客就像散见于书中的主旨，提醒着读者什么是我所认为的治疗中最根本的要素——以我之神会病人之神，尽可能深入地疗愈病人。

◇◇◇◇◇◇◇◇◇

2010 年 11 月 24 日

医者之"意"

每位医者都以自己的方式影响着治疗，这种影响不仅在于是由医者来决定如何治疗，医者的陪伴及其陪伴的性质也同样包括其中。正因这样一种特质的存在，与用注射器采血相比，将针扎入穴位便对医者有着更多要求。因为，将针刺入皮肤这一动作的背后，还应具备某种内在品质，这种品质由医者之神所化，一旦倾注其中，便为这一单纯的身体动作赋予了某种抚慰人心的功效。

这样描述我们的工作并非故意煽情，因为医者要想抵达更深的层次，触及病人的灵魂，便必须带有如同面对所爱之人一般的温情。所有能达到这个层面的针灸治疗，其核心都在于爱、人与人之间的温暖，以及医者想要帮助他人的渴望。尽管针灸针为实心，有别于注射器之空心，但从某种意义上来说，它也应被视为中空，只是它所传递的并非有形之物，而是某种玄妙而无形之物。这其中包含着医者瞬息之馈赠——他们的宝贵经验。这份经验，饱含他们在经年的治疗中生起的"信"，连同他们对穴位将对病人产生之影响的深刻理解，在针刺的瞬间一同交予病人手中。

因此，我们都应谨记，尽管我们通过针刺穴位来调整其能量，但就其效应而言，进针这一动作本身所占之比重甚微，正如触摸这样一个动作，既可以安抚孩子，也可以让他/她受到惊吓，其关键在于触摸方式的不同，而不在这一动作本身。如果不能对此有所领会，我们便会变成机械化的针灸师，日日遵循着标准化的程序，我们的针灸针也落入普通器械的行列，与注射器相仿，只是略小一点而已，它所能刺入的，也仅仅是身体的层面，只对身体产生某种效应。然而，我坚持认为，我们所做的一切都应将"神"倾注其中，如此一来，无论是选穴还是进针，都如沐浴在"神"的光辉之中。因此，每当我选择穴位，我都会将自己的"神"寄予其中，上面寄托着我对为何在这次治疗中为这个病人选取此穴的理解，当我拿起银针，我对这个穴位的期许也通过这枚银针传递给了病人。

我们究竟会在诊室中营造一种怎样的气场，似乎有些说不清道不明，难以具体描述，也正是这一点，决定了不同的医生在相同的人身上用同样的穴位治疗，却可能产生截然不同的效果。毫无疑问，医生越专注，疗效越佳。一位针灸师曾告诉我，尽管我们学习同一种针法，选穴原则也相同，他的疗效却不如我，这让他颇为惊讶。开始时我也不解，后来却意识到，内心深处，他对这一针法的有效性仍存疑问，而我却深信不疑。

诚然，治疗师的丰富经验和深刻领悟能为治疗锦上添花，但我们也不要以为好的治疗是他们才有的专利，而初学者只能望尘莫及。事实并非如此。只是治疗师都应在初学时便懂得经验的重要性，在以后的学习中逐渐有意识地加以培养，不管积累了哪一方面的经验，都会将治疗朝着更为正确的方向引领。无论是刚开始蹒跚学步的阶段，还是经验丰富后充满信心大步向前之时，只要足够专注，便能达成预期的目标。但是，要朝着这个方向前进，首先应记住：治疗师的进针，可以将某种属于他们自己的东西传递给病人，为进针这一动作赋予更为深刻的含义。

◇◇◇◇◇◇◇◇◇

2010 年 11 月 25 日
"不可执着于给予"

　　治疗师的重重顾虑之一，便是担心病人没有从治疗中得其所需，或者治疗没有如他们预期般进展迅速，于是不愿继续接受治疗。我们不应让这样的担心影响到治疗进程。即使病人离开时对我们的表现略有失望或疑虑，也应学会坦然接受，然后迅速调整状态，继续投入到治疗当中。

　　病人不再前来治疗，其中原因却不得而知。这样的情况常有发生。也有少数人会告知原因，但大多数人只是悄悄离开，或许是因为他们羞于告诉我们停止治疗的原因。即使是治疗了几个月甚至几年的病人也不例外。最难接受的是，这些老病人转而投向其他治疗师，或是自行停止了任何形式的治疗。这些我们都不得而知了，然而好奇心总是驱使着我们想知道他们的近况，却或许再也无从知晓，除非偶然得知。正如一句我所喜爱的关于智慧的格言："不可执着于给予。"这是我们必须学习，也是最难学习的课程之一。

有时也会从他人口中间接听到某位病人的消息。最近正巧遇到类似的事件，让我倍感珍惜，因为它让我知道，即使是寥寥数次的治疗，也能产生至深的疗效。一位新病人告诉我，他是从一个好朋友那里听说我的，这个朋友曾在我这里接受过治疗，她向他提及，那次治疗"改变了她的一生"。我左思右想，忆不起她是谁，查阅了病历记录后才得知她多年前曾在我这里做过仅仅三次治疗，之后便再未出现。如果不是听她的朋友说起，我也许会将她的治疗归为失败，当时也确实是这么认为的。所以我们永远无从真正知晓我们的治疗，以及更重要的是我们的存在和态度会带给病人什么。这一插曲告诉我，不要低估我们与病人之间互动的力量，以及最初几次治疗的效力——在那最初的几次治疗中，五行第一次得到如此直接和强有力的支持，尤其是在第一次祛邪治疗之后。有时候，对于有些病人而言，最初那几次简单、纯粹的治疗，便足以使他们的五行步入正轨，然后把一切交给五行，通过他们自己的努力重归健康。其他病人则需要更长时间的扶持。

毫无疑问，我们与病人之间的关系乃治疗成功之关键。当然，也必须承认，病人有其个人喜好，这与治疗师是否胜任无关。病人与治疗师在一起时必须感觉自在，这是治疗成功的先决条件之一。如果医患关系由于某种原因存在分歧，病人不愿意继续治疗，则治疗本身会根基不稳。不融洽的关系所带来的不确定性会使五行隐藏起来或发生扭曲，就像在治疗师和病人之间树立起一道屏障。作为治疗师，这种不融洽所导致的犹疑，会混淆我们的视听，从而无法正确理解所观察到的一切。例如，我们会因自己的焦躁不安而对病人的焦虑视而不见；或是自己怒火中烧，而将病人的情绪视为愤怒。

与病人之间的沟通纽带必须尽可能地平顺通畅，唯有如此，患者所传递的信息才能被正确解读，若沟通磕磕绊绊，将误解丛生。

◇◇◇◇◇◇◇◇◇

2010 年 11 月 29 日

美物带来的乐趣

曾在当地一家慈善商店的橱窗上见过一个圆形小盒，甚为喜爱，于是昨天将它买了下来。店家告诉我它是由犀角雕刻的，不知是否属实，或只是塑料仿制而成。不论如何，如果真由犀角制成，希望那头犀牛乃自然死亡，而不是因为这小小一只犀角而被偷猎者残忍杀害。

这个盒子的直径约为 3 英寸，高度约 1.5 英寸，有一个带合页的小盖子，盖子顶上还有一个雕制的球形小把手。黄铜合页和镶嵌底部一周的黄铜饰钉都显示这个盒子应该有些年头了。花那么多时间将饰钉一个一个地镶嵌于两侧，大概是现代的饰品工匠不愿再做的事。饰钉的周围还镶有一圈黑色丝绒，虽然有些许磨损，但足见当时工匠的用心。这些都表明，在这个盒子生产的年代，精致的手工艺品并不像现在那么稀有，价格也要便宜许多。盒子的颜色为斑驳的棕色，通体透着奶白的光泽，基底部的小嵌板或许真的是由某种圆形的材料，比如犀角制成的。不过，它究竟出自何物，又产于何时，我也无法肯定，有位朋友应该可以帮忙鉴定，他是维多利亚和阿尔伯特博物馆（Victoria and Albert Museum）的常客，对这类事情了如指掌。

我将它摆放在一张矮桌上，上面陈列着我收集来的各种珍贵物件，只是看着便心生喜悦。桌上除了小圆盒，还有一只据说产自刚果的绿孔雀石小象，以及一个德加舞者的小型复制品，做着手向后伸展并指向脚趾的动作。一看到我的小圆盒便会面带微笑。如果说一便士可以换一个微笑，那么在这个小圆盒上花的几英镑简直太值了！

◇◇◇◇◇◇◇◇◇

2010 年 11 月 29 日

每个人都是"一所四居室的房子"

刚买了如玫·高登（Rumer Golden）[1] 自传的第二卷。如玫·高登是一位非常优秀的作家，一生中大部分时间在印度度过。自传的书名叫做《四居室的房子》（A House with Four Rooms）。书的扉页，她写下这样的题词，我将其摘录如下：

"有句印度谚语或格言说道，每个人都是一所四居室的房子，这四个房间分别住着我们的身体、思维、情感和灵魂。对大多数人而言，大部分的时间都只停留在一个房间。然而，生命中的每一天，即便只是去开窗通风，我们的脚步也应遍至每一个房间，如此，我们才能算作完整之人。"

---

[1] 译者注：如玫·高登（Rumer Golden, 1907—1998），英国知名小说家、译者与儿童作家，成长于印度和英国。一生著作丰富，包括《洋娃娃屋》《摇摇马的秘密》《老鼠太太》《欧格之龙》和《英勇的陶匠》等。

2010 年 12 月 4 日

能量的循环

我们都知道，五行所描述的是一个五行之间递相资生、运行不息的循环。五行与世界万物的形成有关，人亦包含其中。人之五行按照我们熟悉的木→火→土→金→水→木的顺序循环，此为五行之间的"相生"。其中，还有另一按照从"母"到"孙"之次序进行的循环，为五行之间的"相克"，其顺序为木→土→水→火→金→木。

由此可见，人体内有两大循环。另有一较小的循环，同样也体现五行之生克，却常被忽略，因此不为人们所熟悉。它以一组排列有序的穴位的形式出现，这组穴位在五行针灸中被称之为主管穴，它们在五行针灸中的地位即使不是最重要的，也是最重要的之一。主管穴均分布于四肢，位于手指至肘之间，或足趾至膝之间。它们在十二正经上以特定的顺序排列，阴经与阳经之顺序有别。主管穴中的大部分穴位属于五输穴的范畴，这表示它们都与五行中的某一行相关。因此，每条经上都有一个木穴、火穴、土穴、金穴以及水穴。除了五输穴，主管穴中还包括也许是所有穴位中最为重要的一类穴位——原穴。在所有主管穴中，原穴可以对其他治疗起到最为核心的巩固作用。

观察五输穴的排列顺序可知，阴阳二经中，它们都以五行的顺序排列，只是起止穴位不同。从四肢末端开始，所有阴经指（趾）

甲角旁的穴位均为木穴，然后按照五行相生的顺序向上，以肘膝关节旁的水穴结束，而阳经则以金穴开始，土穴结束。五输穴在每条经络上的实际分布略有不同，主管穴之间往往间隔着数个间距不同的非主管穴。非主管穴的分布明显是随机的，这又一次证明针灸所包含的一切总是充满未知。每条经络上主管穴与非主管穴的排列顺序都不相同，好像故意想刁难那些可怜的学生，让他们在背诵这些穴位顺序时总是错误频出，即使是现在，我偶尔也得翻书才能记住某些穴位的顺序。

主管穴的分布止于肘膝关节，却仍有非主管穴继续分布于经络之上，或从四肢走向躯干，或从躯干走向四肢，这似乎与我们所想象的五行之间连续不断的循环不符。与之相反，我们应当这样来看——气血循行至肘膝关节后又返回至四肢末端的穴位，按照五行的顺序彼此连接，形成一个连续不断的循环。因此，肘膝关节附近的土穴和水穴，又与五行循环的下一个穴位，即手指或足趾上的金穴和木穴相连。因此，我们可以将五输穴想象成另一个连续的循环，在由经络所形成的大的、总体的循环之下，这是另一个较小的循环。

四肢上的五行循环有其独特的象征性意义。身体其他部位没有任何一组穴位有着类似的内在联系——五行之间依次递相促进，一行与另一行的关系完全对应于人体大的五行循环。即使是与每一行明确相关的背俞穴，也不是以五行的次序排列于背部，由于其上下穴位与五行次序不符，与其他行的穴位之间的关系便明显弱于五输穴。这有助于我们理解主管穴的重要性，即以五行循环之规律沟通气血。因此，在运用某一行之主管穴进行治疗时，我们应牢记：从某种程度上来说，这实际上带动了整个五行的循环。

2010 年 12 月 6 日

人体如同地图

我喜欢将身体比作地图，经络喻为道路。穴位是各条道路上间距不同的地标，有些相距较近，有些间隔较远。身体有些部位的穴位分布相对集中，可以被视为身体的乡村和城镇，比如人体肘膝关节以下的部位，这些部位气血相对充盛；而有些部位穴位分布相对稀疏，常用穴位也较少，比如背部的某些区域及上臂和大腿，它们如同地球上地广人稀的地带，比如非洲的沙漠或喜马拉雅山脉。人体外形轮廓如此广阔而又高低各异，在上面寻找穴位，无异于在地球的不同区域绘标航线。以这种方式看待整个治疗，以及组成整个治疗计划的单次穴位选择非常有益，因为将人体看作地球，心中有此全景，有利于整体观念的形成，此为良好治疗之关键。

或者我们还可以更进一步，把五行看作人体这个地球的五大洲，将其阴阳二官看作每一片大陆上的两个国家。经络便如同连接各大洲的道路，穴位则代表着重要程度各异、大小不同的补给站，分布在各大贸易路线上，将能量网中某一处的能量与另一处的不同能量做着有效交换。这一比喻能帮助我们记住：针对我们身体任何一个部位的行为，其效用都不是孤立的，并不仅限于局部，相反，它将产生多米诺效应——轻轻推倒第一张多米诺骨牌，整排都将依次倒下。

　　将人体比作地球，虽是比喻，却有真义在其中：它不仅强调人体内外皆息息相关，更重要的是，对于无所不包、周行不殆之"道"，以及经络在体内如环无端的循行，它亦是再适合不过的代表。虽然在人体经络图上，总是用一条条直线去标注经络，但这样的方式颇具误导性，让我们容易忘记人体真正的样子——气血在经络之中循环流动。五行的能量并非如图上所标示的那样，在经络中纵横交错地运行，而是连接身体的每一部分进行着循环运动，正如24小时的日夜更替推动着时间永不停息地向前，其中又有着分钟、小时、天和年的不同循环方式。如果在制定治疗计划时将气血的循行铭记于心，便可以防止我们错误地将治疗视为一条只能从a点通往b点的单向直线，而实际上，治疗应是一个圆，不同的治疗师在不同的阶段给予不同的治疗，每一次治疗都对循环着的气血起着整体支持作用。将治疗看成圆而非线性，支持了我的一贯信念——从全局来看，要想取得治疗的成功，穴位选择的先后顺序并不十分重要，我们应将一段时间的治疗视为一个整体，它们共同对气血起着扶持作用。

　　每个人都可以试着绘制一幅自己心目中的身体地图，我们也应学会接受，人人都有自己独有的穴位选择，不需要也不应该模仿其他治疗师。对于如何治疗，也不必担心，每一个治疗决策以及治疗病人的每一种方式，都定会带上我们独特的烙印，因为它们正源自于我们自身的领悟。因此，我在博客中与大家分享的，也都是这些年来我自己对于身体地图的思考，每次治疗，这张地图便好似高悬于诊室墙上，为我指引方向。

2010 年 12 月 11 日
穴位与人之内部相通

从经络图上来看，穴位好似黏附于身体之上，如同一枚枚扎在针垫上的钢针，然而事实并非如此。穴位与经络之气相通，经由经络所形成的通道，表气可入里，脏腑之气亦可出表。因此，穴位是构成身体（与灵魂）之体系的一部分。穴位为我们提供了入口，通过针刺，可以对身体（与灵魂）之体系进行某些调整。由于人体乃一有机整体，我们须谨记，所有穴位都不能脱离其所属经络而具有独属于自己的功效。因此，经络的力量并不在单个穴位之中，而在与其相关的经气当中，穴位是通于经气的不同入口。

我们身体的任何部位，无论是按压、推拿或是给予某种方式的刺激（在针灸中则是以针来刺激），都会有一定的局部效应，类似瘙痒时的挠抓或疼痛时的抚摸，但其效果只局限于那一小片区域，唯有经络能通达至更大的范围。经络内与脏腑相通，又将脏腑之气向上向外散布于体表，即我们针刺之部位。每当针刺体表，我们都应牢记其与内在之关联，认识到针刺虽浅，却能影响至深之层面，而内在所藏之气，亦可由此驱于体表。

2010 年 12 月 11 日

穴位先于经络出现吗？

到底是经络这一概念的出现在先，穴位的突然出现在后，还是相反呢？这样的推测十分有趣。或者是人们先发现穴位，然后有人（谁？）像小朋友画连线画那样将它们连接成经络？翻译伊丽莎白·罗夏德拉弗有关穴位的书时得知，历史上对某些穴位的归经存有争议，对于经络的循行也有不确定之处，并不像现在这般已成定论。这些似乎都表明穴位的出现早于经络，然而这一切显然并无确定答案。不过，猜测是值得的，它让我们的思想不至于太过死板，并鼓励我们从新的角度去看待问题，此乃防止思维退化之利器。

2010 年 12 月 14 日

出入阻滞的出现与季节有关吗？

每当发现出入阻滞，除了疏通，我也会思考：是哪些器官出了问题，又是什么原因导致这一阻滞的出现呢？有时候原因不明，不过大多数情况下，我都能找到其中原因。我会更倾向于将心理或身体原因纳入考虑范围，而非季节因素，尽管我也考虑过，尤其当阻滞与病人之护持一行有关时。以最为常见的阻滞之一大肠／胃阻滞为例，如果是金出现这一阻滞，我会思考有什么让这位病人无法放下；而如果是土出现这一阻滞，我会考虑让他／她无法停止思考或无法表达的是什么。只有当病人恰在与他／她五行所对应的季节出现阻滞时，我才会将季节因素纳入其中，例如金在秋季或土在长夏时。我可能会考虑季节是否为这一阻滞出现之诱因，但我并不认为是直接原因。如果阻滞出现的季节与病人的五行无关，比如火的病人在秋季出现大肠／胃的阻滞，我不会将季节因素纳入考虑范围（不过也许我需要考虑）。

但是——这一但是很重要——由于每一行到了当令之季节，都会受其影响（每天到当令之时辰时，亦是如此）。因此，每到当令之季节，天地之间此行之气正盛，人体应之，定会有所表现。毕竟这便是我们做时辰和季节治疗的原因。不过，我不太确定的是，季节交替时，五行之平衡的微妙变化会有多明显，比如它是否可以在脉象上表现出来？甚至导致出入阻滞的出现？出入阻滞表明卫分上经气在一条经上过度积聚而不能流至下一条经，在脉象上表现为一种明显的积聚，因此，我并不认为仅靠季节更替这一因素便可以导致出入阻滞的出现（若是如此，每当季节更替之时我们都会出现出入阻滞了）。

因此，从理论上来说，季节会对每一行的气血有微妙的影响，但在临床实践中，我认为只有当积聚已成时，季节变化才能诱发出入阻滞。不过，也无从判断这一推论是否正确，因此我想我们大可以从理论上探讨，但难以从实践上验证。

2010 年即将结束，让我在欢声笑语中为这一年画上圆满的句号，并恭贺 2011 年的到来。

◆◇◆◇◆◇◆◇◆◇

2010 年 12 月 30 日
向读者们致以新年的问候

辞旧迎新之时我总喜欢盘点一番。今年我与针灸有关的这部分生活都发生了什么呢？

不开心的部分在于，过去的几个月里，英国针灸界令人伤心之事频频发生，最让人痛心疾首的莫过于我的母校——位于沃里克郡的针灸学院即将关闭，而另外两所学院也仿佛在一夜之间销声匿迹。不过，开心的是，除了这些，也不乏可以在新的一年再接再厉之事，我的博客便是其中之一。它给我带来越来越多的惊喜。

作为博客、YouTube、Twitter 等的新手，我大概比其他人更容易对博客所传之远感到惊讶。根据最新统计，我的博客已传播至 90 多个国家，每当看到有加纳、瓜德罗普岛或哈萨克斯坦的人通过他们的电脑找到我，我仍会兴奋不已。我问自己：是什么让他们对五行针灸感兴趣，然后找到我的文章？这不仅激励着我继续写作，他们的兴趣也每天都在向我证实：五行是人类共通的语言。

通过这个博客，我也看到越来越多的人开始寻求五行方面的知识，这样的人虽少，但正日益增多，他们已准备好去寻找能满足他们需求的老师，并找到了我或者其他五行针灸师。我喜欢教这样的学生，他们已做好努力学习的准备，常常依靠自己的力量、利用业余时间来探索五行，并学习如何利用这方面的知识去帮助他人。我意识到很多人所在的国家（甚至是所在的洲）连一位五行针灸师都找不到，更别提可以提供培训的学校。这些人是未来的先驱，就像华思礼和他的许多老师一样，他们是英国老一辈的先驱。希望他们像华思礼一样，有勇气去探索和创新，也希望那些有需要的人可以找到我或者其他五行针灸师，我们将倾囊相授。

最后，看到在龙梅的努力下，以及通过她翻译的《五行针灸指南》，五行针灸得以回归中国，我万分激动。我愿重复刘力红跟她说过的话来作为结束：他认为我的书的出版"对于五行针灸的推广而言，是重中之重……设想有一万人读这本书，即使只有一个人识得其中之真理，那也是好事。如果有两万个读者，那么就至少有两个人会去操持这门针法"[1]。所以，在此向那两万名等待着阅读我的书的读者们致以诚挚的问候，而刘力红预测的那两位愿意操持这门针法的人，我正翘首以盼，恭候他们的到来。

在此向全球50余个国家的读者致以新年的问候！而那些中国的读者当中，刘力红所预测的那两个或许（谁知道呢？）已经存在了！

---

[1] 译者注：我们都知道，迄今为止（2015 年），已远远超过刘力红预测的两个啦！

2011 年博客

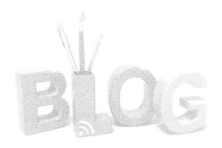

已完成为时一年的博客写作，很高兴自己居然能坚持一整年。一度没有任何新的灵感，担心自己会才思枯竭，谁知稍一转念，文思便如泉涌，一篇博客再次跃然纸上，怎能不让人惊喜？

2011 年 1 月 3 日
与一位木行病人相处所得之教训

一位木行病人咄咄逼人地告诉我，他们认为我的存在很有挑战性。由于她也是针灸师，他们就此错误地认定我的五行也是木。这些年来，尽管我已学会不把病人的个人见解放在心上，而这一次，我却发现自己怒火中烧，非常想要回击对方，需要极力控制才不至于脱口而出。之后发现此事已扰乱了我内心的平静，便试着去寻找原因。认真反省之后，意识到是病人自己不喜欢受到挑战而将这种情绪投射到我身上，引起了我的愤怒——木失衡时常会如此。而后我又分析了自己的感受：既然他们提及我的愤怒，那我内在的愤怒是怎样的？我的反应是否有些失衡？反思之后获益良多，不仅对木有了更加深刻的认识，也对我自己的其他行，比如水（我对愤怒的恐惧）和火（我的主导一行对压力的反应）有了更深的了解。虽是一场只持续几分钟的互动，却给我上了意义非凡的一课，不仅观察到了自己对木的反应，也因此对木以及其他行有了更为深刻的了解。

◆◇◆◇◆◇◆◇◆◇◆

2011 年 1 月 7 日
我们的火每日接受的挑战

也许连我们自己也没有意识到，身处人群之中，每一分钟要建立起多少种关系。以典型的上班途中这一小段时间为例：从我们推开门与家人告别，与邻居相遇，与卖报人和收票员交流，在拥挤不堪的地铁或公车上与周围乘客眼神的交会或回避，到最终到达公司后与同事互相问候，这一路所编织的密密麻麻的关系网，让人惊讶。其中，又有许多或大或小，或新或旧的关系被重新分编。这还仅仅截取了一天中的几个小时，对于一年来说已是九牛一毛，更别提一生了。

　　每与一人相遇，火都会有与其建立联系的需要，这足以让火疲惫不堪。其中的细枝末节已足够累心，若是从家到办公室这几小时内还有什么事情发生，比如离家前的争吵，公车上不愉快的相遇，或是害怕碰到某个同事，则更是雪上加霜。我们的火有一共同任务，即应对他人对我们的各种需求，要做到这一点，需要持续不断的努力，而对护持一行为火的人而言，这种压力会显得更为突出。因为五行之中，尽管每一行都希望与他人建立起良好的关系，但火的渴望最为热烈（啊，多么火的词语！）毕竟，火将此视为存在的主要意义。

　　那么，怎样才能在建立关系时助火一臂之力呢？对火而言这个答案非常简单：即允许火让我们快乐，换句话说，允许他们以某种方式给予我们。即使我们并没有主动要求，火也希望对方能快乐地接受它的礼物。火也许并没有考虑过他的礼物是否恰当（只有在非常平衡时才会如此），因为他或许一心只想给予，却没有时间思量对方会做何反应。感激也并非是火所要求得到的。相反，他渴望的是对方也同样报以微笑和温暖的眼神，而如果遭到拒绝，则如同被扇了一记耳光，这种被拒之千里的感觉，会让他伤心失望。

◇◇◇◇◇◇◇◇◇◇

2011 年 1 月 10 日

病人的担心

如果我们足够坦诚，便应承认，初次见陌生人总免不了有些担心，尤其这个人还将为你进行某种治疗。我们清楚，自己的角色颇为被动，医生会在我们身上做点什么，可究竟做什么呢？又知之甚少。对于针灸这种治疗来说，还有一种额外的对针的恐惧。究其起因，大概与我们小时候被妈妈按在腿上强行接种疫苗有关，这种疼痛的罪魁祸首便是针——而针灸针正与其类似。长大之后，即便我们再怎么努力去掩饰或克服，都或多或少心存余悸。对有些人而言，这种恐惧如此强烈，让他们一想到针就怕得不敢进诊室了。所有这些或轻或重的恐惧，都会成为病人与我们第一次接触时的障碍，我们应当加以体谅。

作为病人，当医生尝试去了解我们，让我们全然袒露自己的内心，总会产生一种天然的恐惧感，这也是我们要学会处理的。在这里，"尝试"二字非常重要，因为在治疗初期，如果与医生的关系还让我们有些不安，便会自觉不自觉地拒绝过多表露自我。我们不一定会真的撒谎（当然也不排除这一点），但或许会半遮半掩、半真半假地讲给医生听。这意味着我们在医生面前描述的自己会不可避免地有些真假难辨，而医生也无法识得我们的"庐山真面目"。要让病人感觉安全，完全信任医生的慈悲和谨慎，做到坦诚相告，有时需要非常长的时间。事实上，我相信每个人心中都会有一片只属于自己的私密空间，那里即便是至亲至爱之人，也不会轻易敞开，又或者那些至亲至爱之人，正是我们需要刻意回避的对象。背后的原因很多，保留自尊当属其中之一。作为医生，我们必须尊重病人对外界保留个人隐私的权利，而不是强求他们和盘托出，不过，我们也要做到心中有数，知道病人也许还有所隐瞒。

那么，在这种情况下，要想知道病人的真实情况，就需要用到对五行的感知。因为五行不同于语言，它们不会撒谎，只有当医生的目光太具侵略性时，它们才会学着隐藏。因此，寻求真相不能仅凭病人所说之语言，其感官和情感特征才最为可靠，它们以其特有的方式昭示着真相。我们的嘴唇可以轻易说出谎言，却被说谎时的嘴型出卖，又或者说谎时振振有词，眼神却已然破绽百出。

从我在莱明顿攻读研究生学位，到后来进入临床实践的许多年里，我都有幸得到五行针灸大师华思礼的亲自指导，即便后来创办自己的五行针灸学校（SOFEA，School of Five Element Acupuncture），华思礼也曾连续多年莅临指导。从他那里，我学习到默默观察、不提问题的重要性。我会将观察到的东西默记于心，反复思考，直到终于悟出要领，并运用于临床。

◇◇◇◇◇◇◇◇◇

2011 年 1 月 14 日
对华思礼教学的一点领悟

多年来观察华思礼治疗病人，发现他极少会解释选择某个或某组穴位的原因。若是用这类问题打断他的治疗，自然只有碰一鼻子灰，然后继续低头将他让我们选择的穴位一一标记好。偶尔也能拾到他抖落的金句，却经常是无意间说起的，只有全神贯注聆听才能捕捉到。比如，某次治疗一位尿失禁的病人，他轻抚着病人的小腹轻声说道："最好在这里为你做个治疗。"意指取曲骨一穴进行治疗。

他这种不肯将选择穴位的原因吐露半分的做派，也曾被我们视为有些"顽固不化"，而现在却领悟到，大师用这样的方法来教导学生，自有其深意。正如我之前提过的，我曾听他说："如果她需要问这个问题，那么即使回答她，她也不会明白。"现在才越发懂得，他是在告诉我们自己去寻找答案——唯有悟破，方为真知！

◇◇◇◇◇◇◇◇◇◇

2011 年 1 月 20 日
一位木行病人的精确反馈

如果病人治疗后能将疗效明确地反馈给我们，某些理论依据便能得到证实。然而，病人对治疗进展（或倒退）的评估一般都是基于一系列治疗，而很难精确到某次治疗。不过，作为鼓励，偶尔也有病人会说："你上次的治疗让我感觉好极了（让我的背疼减轻了，让我能更好地处理……）"

极罕见的情况下，反馈可以更加精确。曾有一位木行病人在我针完丘墟后，立即完美地描述出了胆经的部分循行，此乃异常宝贵的经历。他说针感先向下放射至脚趾，后沿着大腿外侧向上，甚至连胆经在小腿外侧中部有一小段的循行是横行向下的，他也精确地描述出来，然后他继续描述针感从膝盖向上行至腹部，最后到达头部，他说："好像眼睛的外侧也有点感觉。"其他木行病人也曾根据针感向我描述过类似的胆经循行路线，却从未有人描述得如此精确。木与人体结构密切相关，也许正因为如此，当流经经络的气血因针刺而有所增多时，便如同汁液流过植物的脉络一般，结构重新凸显出来，而以木为护持一行的人对此能有更为清晰的感觉。我从未遇到有任何其他行的病人对针感的描述能达到如此详尽的程度。

◇◇◇◇◇◇◇◇◇◇

2011 年 1 月 24 日

在不同的人面前展示自己不同的一面

大体上，我们在朋友面前只会展示自己能与对方较好契合的那一面。如果在一起诸多不和，也许早就不欢而散，除非我们喜欢自我惩罚，或是像我年轻时那样，尽管与对方的友谊早已变得索然无味，也只会将责任归咎到自己身上，为了维持而委曲求全。家庭关系中的情况则要困难许多，因为家人将相伴一生，因此，那些互觉别扭之处，便只能学着回避，这一点我们基本上都做得不错。

与病人的关系则截然不同。我们无法像选择朋友那样选择病人。病人一旦请求帮助，除非有任何专业上的原因，否则我们都必须施以援手。在医患关系面前，应抛开个人喜好。不论病人选举的人是否与我们一致，也不管他们是否与我们有相同的宗教信仰，都不应成为我们拒绝治疗的理由。让人欣慰的是，与家人和朋友不同，走出诊室，我们便与病人没有了生活上的交集，不用再为他们担心。学会不让治疗过度影响我们治疗室之外的生活是成熟之治疗态度的标志之一。然而在执业早期，这类事情却时常发生，即使是与病人最不起眼的互动，我们也一门心思地想要分析。我常引用索甲仁波切的一句话——"不可执着于付出"。这里我很愿意再重复一遍，因为这句话曾经对我帮助极大。与病人相处，保持一种专业的超然态度十分必要，如此才能让个人情感不干扰我们的觉知力，否则反而不利于治疗。

学习五行的确让我更加宽容身边之人，懂得了为何他们与我不同以及为何我又有别于他们，改变了我对与他人关系的态度。我曾在伦敦的多所夜校为非专业人士上课，其中最主要的原因之一——当他人的需要、愿望和恐惧与我们不一致时，我们总是有些难容异己。我希望宣讲五行能对此起到些许帮助，让我们都能变得更加宽容。一直都很喜欢这样一句话："每个人都很奇怪，除了你和我，甚至你也不例外。"因为它直白地道出了大多数人心中的观点——其他人都很奇怪，只有我才是正常的，殊不知别人也是这么认为的——我们都很奇怪，他自己才是正常的。如果用独一无二来理解"奇怪"这个词，那么我们的确都是奇怪的。学习五行可以帮助我们理解这一点。

◇◇◇◇◇◇◇◇◇◇

2011 年 1 月 25 日
为何学习五行大有裨益

了解五行可以帮助我们解释自己和他人的行为，尤其是与他人相处时我们的行为。每个人都不是孤立存在的，我们所做的一切都会影响到周遭的世界，反之亦然。所谓"在地球上伸出一根手指便可以让最遥远的星星改变方向"，这句话虽然老套，放在人际关系中却同样适用。我的所作所为会影响到他人，他人的一举一动也会影响到我。有时这些影响太过微妙，难以察觉，但它们却始终存在着。当然，这种影响有时也会非常强大，足以让我们失去平衡。我们或许更愿意相信自己被包裹在一个个自给自足的气泡之中，然而，我们都长着向外的柔软触角，如藤蔓一般，轻轻触碰着经过的人们，这种接触改变着我们内心的某处，也或多或少地改变着我们的外在。

要想做到更好地理解他人，让自己变得更加宽容，我们都不应忘记，尽管人与人之间有着不少共同点，更多的却是不同之处，而且，我们也必须不同于他人，因为只有这样，人们的思想和行为才如此丰富多彩。要想知道他人对这个世界的看法，有时会比想象中更为艰难。对那些与我们意见相左的人，我们常会心生不悦，甚至可能极其厌恶，只因我们不能理解他们的想法，便对别人妄加评判。我们总倾向于批评那些自己不甚熟悉的事物，许多偏见正源于此。因此，如果对五行的理解可以帮助我们看到人与人之间差异的根源，便能逐渐与周围之人和谐相处。尽管学习初期只能对五行建立最基础的认识，即使再粗浅，也能让我们变得更加宽容——遗憾的是，宽容正是这个世界稀缺的品质，值得我们格外珍惜。

我总喜欢就我读过的好书写点什么。对我来说，阅读从来都是一种享受，我的阅读速度之快，经常在读过之后却忘记了情节，甚至连作者和书名也想不起来，却总能把读书时的感受铭刻在心。若有志于理解人类行为之复杂，应尽量多读书，因为好的作品总能将人们心灵深处那些黑暗和不为人知的角落展露无遗，而作为五行针灸师，这些角落是我们必须了解的。

◆◇◆◇◆◇◆◇◆

2011 年 1 月 30 日
图书馆礼赞

　　图书馆是我最爱去的地方之一，而随着政府财政预算削减对其造成的前所未有的威胁，如今的图书馆便显得更加弥足珍贵。我一直是地方图书馆的忠实会员，总是尽可能多地借阅书籍，想着也许能为说服地方议会维持图书馆的开放尽自己的绵薄之力。不过，今年我决定奢侈一把，送给自己一个大大的圣诞礼物——加入位于伦敦市中心、有着 150 年历史的私人图书馆——伦敦图书馆。

　　地方图书馆和伦敦图书馆带给我两种截然不同却互为补充的体验。在地方图书馆，各种最新的畅销书、我最爱的侦探小说，以及所有水石书店（Waterstone）标准书目上的书都应有尽有。他们也会订购种类惊人的书籍以补全库存，要么从其他图书馆召集，要么经常专门为我而买——只因我那些微不足道的贡献，如今到处资金短缺，这样的做法让人心生感动。

相比之下，伦敦图书馆的书籍则胜在其悠久的历史。昏暗的书架上陈列着琳琅满目的书籍，散发出浓浓的学者之风，我虽算不上其中的一员，却也偏爱这古旧书本的气味，无论开卷与否，都能感受到蕴于书本之中的文化气息，让人珍爱无比。昨天我找到一本莫扎特的书信集，接着又浏览了那里的法语小说，最后才去翻看法语字典，好帮助我翻译伊丽莎白·罗夏德拉弗的作品。

愿所有的图书馆，小到村务大厅的图书室，大到尊贵豪华的伦敦图书馆，都能长盛不衰。我们应争取让地方图书馆继续存在下去，因为一旦它们关闭，随着一本本书的消失，书中所承载的文化也将一点点地消亡。

◇◇◇◇◇◇◇◇◇◇

2011 年 2 月 4 日

建立自己的五行资料库

往往在不知不觉间，我们便积累了一套自己对五行之特征的理解，并依此来判断五行。它们就像每个人的专属备忘录，是带领我们通向某一行的捷径。由于我们总是依照惯性去推断五行，而自己却常常并未察觉，因此，停下来检视一番是很有必要的。更重要的是，若不定期自查，对五行的理解将变得模式化，无法体现五行之表达多种多样的特点。因此，我们应当定期审查自己对五行的理解，随时推陈致新。

我无法用确切的语言去形容任何一行，行与行之间的差别也并非一目了然。就像彩虹，颜色与颜色之间会在边缘处相互融合，五行也同样如此，行与行之间会有某些细微的共性。这些共性虽然细微，也足以让我们容易将某些行混淆，其中一些比另一些更难，这便是为什么区分五行之间的不同特征并非易事。对我来说，土和火最难区分，金和水最为容易，区分其他行的难易程度则介于这二者之间。而究竟哪几行最难区分，每个人也许有着不同的答案。

我们都应知道自己分辨五行的难点所在，并在得出诊断之前时时提醒自己引以为戒。

◇◇◇◇◇◇◇◇◇◇

2011 年 2 月 5 日
关于木和金之区别的精辟评论

要感谢一位朋友所给出的这段值得细细品味的评论："对于木，死亡远在天边；对于金，死亡近在眼前。"

前段时间的疾病让我与死神擦肩而过。因此，如今站在2014年，为这本书的出版做着准备，下面这篇博客让我有了特殊的共鸣。让我难以面对的，并不仅是死亡的临近，而是自己对当时的情况居然一无所知，直到逐渐康复时才有人告诉我曾经与死亡如此接近。如此性命攸关的时刻，我却没有半点记忆，仿佛那一周多的时间从我脑海里被清除得干干净净。这也许听上去有点奇怪，不过这的确让我有些失望和担心，因为在我生命最为危急的时刻，我的家人只能独自承受这份恐惧，我却帮不上忙。尽管如此，这次经历无可避免地让我有了微妙的改变，尤其让我看到生与死原来如此紧密地交织在一起。

◇◇◇◇◇◇◇◇◇

2011年2月14日

生与死

时常在书中偶遇让我陷入沉思的文字。昨天，我开始阅读一部佳作，和很多书一样，此书可谓发人深省。这是一部蒙田的传记，蒙田[1]是一位生活在16世纪的法国随笔作家，正是他创造了如今每个学生都会用到的"随笔（essay）"一词（essai在法语中意为"尝试〈attempt〉"）。传记作者是莎拉·布莱克威尔（Sarah

---

[1]　译者注：蒙田（Michel de Montaigne, 1533.2.28—1592.9.13），法国文艺复兴后期、16世纪人文主义思想家。主要作品有《蒙田随笔全集》《蒙田意大利之旅》。

Blakewell），书名也非常精彩——《阅读蒙田，是为了生活》[1]。

这本书让我不禁想重读蒙田的《随笔录》，也让我想起他曾经写下的这段文字：

"如果你不知道如何死亡，不用担心。待到死亡真正降临时，大自然会不差分毫地倾囊相授。她会专门为你安排此事。既然如此，何必再庸人自扰呢？"

这段话勾起了我的另一段回忆，让我想起第一次读到索甲仁波切的《西藏生死书》时的情景。有关我们应当如何看待死亡，这本书做出了深度思考。比起蒙田在 16 世纪时写下的话语，这段写于 20 世纪末的引文给了我相同的感受：

"死亡从不是问题。它终将到来。关键是我们如何死亡。"

这两段话共同的观点在于：死亡是自然而然之事，我们须将其列入此生之安排，死亡不是生命的错位，也不是让人措手不及、不受欢迎、心生畏惧的结局。作为针灸师，我曾经不得不学习面对病人的死亡，并确立自己面对死亡的态度。起初我会把病人的离去看成是自己治疗失败的结果，后来终于明白生死并没有掌握在我手中，死亡究竟由谁支配，又因何降临，我们不得而知，若是一个人的生命行将结束，那么我的职责便是帮助他们把这段最后的旅程变得尽可能地丰盛和安详，而不是一味沉浸在悲痛之中。

蒙田和索甲仁波切的话语都同样抚慰人心，他们都将生与死视为伴侣，而非敌人。

---

[1] 译者注：传记书名 How to Live: A Life of Montaigne in One Question and Twenty Attempts at an Answer，中文版译者黄煜文将其意译为《阅读蒙田，是为了生活》，直译过来为《如何生活：向蒙田提出一个问题，与二十个尝试性的回答》。本文采用了中文版的译法。

2011 年 2 月 27 日

颜色，声音，气味和情感

　　判断五行，依靠的主要是颜色、声音、气味和情感这四个众所周知的感官特征，而要教学生做到这一点并不容易。我自己也是花了很多年，才慢慢学会感知气味、颜色或声音，并将其归至五行中的某一行。即使是现在，用力闻、仔细看、认真听病人已超过 25 年，有时仍然不能准确地辨别气味、颜色或声音。我感觉自己在感知情感方面更有把握，而这里的情感并不仅仅指分属五行的五志，也包括我们自己身上的所有情感。因为我们的情感，往往会对他人造成巨大影响。

　　当然，我们也可以将情感细分，比如用喜或悲这类用来划分五行的词去形容，然而用喜或悲去概括病人的情感往往太过片面。情感应是更加丰富立体的，它是我们内在全部情感生活的综合反映，一举一动皆是其外在表达。从我们出生第一次见到母亲，母亲满怀爱意地对我们微笑开始（希望是微笑而不是皱眉），我们便都曾对他人的情绪做出过回应，不知我们是否也会回应母亲脸上的颜色、身上的气味或说话的声音。但我想，尽管情绪也同样难以捉摸，却让我们更加熟悉。当然，颜色、气味和声音也会以某种方式影响我们的回应，尤其是声音。但随着我们长大，除非失明或者失聪，我们的情感触角所能感知的信号，都将比其他感官更加深刻。

　　见过许多五行针灸的初学者，他们在用看、闻或听来判断五行方面都非常吃力，因此，我想我并不是唯一一个对情感反馈的依赖超过其他感官的人。他们好像能更快跟上情绪反应的节奏，并以此为途径步入某一行的领地之中。既然如此，我想苛求学生在开始时便在四种感官指标上给予同等的重视是有失公允的。如果暗示他们必须做到这一点，后果之一是让他们在开始阶段便丧失信心，而不论何种学习，赋予学生信心和力量才是关键。

当我刚开始学习观察颜色时，老师告诉我们，颜色在太阳穴和嘴唇周围会特别明显，而我却什么都看不到，自信心遭受了严重打击。即使是现在，我也并不认为那是观察颜色最好的部位。相反，我渐渐发现全身上下都可以观察到五行的光泽。我会把自己的手放在病人身上做对比，由于我的五行为火，手的颜色很红，对比之下，另一行的颜色常会逐渐凸显出来，或明黄，或灰白，变得异常明显。另一方面，如果我把自己的手放在同样也是火的病人身上，我手上的红色则会变成柔和的粉红色，就好像我和病人的皮肤颜色和谐地融合在了一起。（读这篇文章的治疗师可以自己试一下，在腿上做这种对比不容易被病人察觉。你会从中学到许多有关颜色的知识）

显然，有人在视觉、听觉或嗅觉上比我有着更高的天赋，他们是这方面的幸运儿。记得我们本科班上有一位同学对气味非常敏感，一闻一个准，不过这样的人少之又少。当我们拼命练习提高自己的嗅觉时，对他别提有多羡慕了！

所以，那些想要在病人身上捕捉感官信号的人们，请鼓起勇气。尽管需要多年的练习，但熟能生巧，各种信号之间的明显差异定能逐渐在我们眼前展现，所以现在当我走在大街上，常会惊讶地发现某人的脸呈现出明显的绿意，或是在公交车上听到某人的声音为典型的泣声。不过，切忌太过用力，否则分辨这些微妙差异的能力反会减弱。放松下来，让感官印象流向我们方为更好的做法。如果你像我一样，更擅长通过感受病人在你心中唤起的情感来进行诊断，那么这也是相当有效的区分五行的方式，因为每个人发出的情感信号都会在我们的内心深处唤起回音。

对人类状态的研究是我博客的主要内容，难免有些严肃，偶尔也应轻松一下。所以，且让我暂时将那些难以消化的内容搁置一旁，来点儿离题的小幽默吧！

◇◇◇◇◇◇◇◇◇

2011年3月7日
意料之外的技能——预测畅销书

我阅读过大量书籍，也会尽可能地留意那些正待出版的新书。因此，我常在报纸的周末文艺副刊上搜索有没有让我眼前一亮的书。

让我惊讶的是，我竟对哪些书可以畅销有种不错的预感，即使当时作者还籍籍无名，更不用说那些后来让他／她声名大噪的书了。

以下这些书，我在其他人还未读过之前便第一时间读过了，对此我颇为得意，要知道这些书可都让他们的作者和出版社赚翻了。

亚历山大·麦考尔·史密斯　　《第一女子侦探事务所》

斯蒂格·拉森　　　　　　　　《龙纹身的女孩》

JK 罗琳　　　　　　　　　　《哈利波特与魔法石》

艾德蒙·德瓦尔　　　　　　　《琥珀眼睛的兔子》

不得不承认，斯蒂格·拉森的第二本书我读得非常吃力，读到三分之二时便放弃了。不过有人告诉我第三本书是最好的，所以我也许会再尝试一遍。

我曾在图书馆的儿童区看到《哈利波特》的第一册，随手翻了10页便放下了，有些失望，原以为它可以成为仅次于托尔金的《指环王》的书籍，然而差距甚远。

德瓦尔的书充满神奇，描述了一个家族的日本根付收藏从西方辗转到东方又返回故土的故事，行文十分优美。对于收藏家所经历的文化和世界性事件，作者的观点让人深受启发。书中涉及了我的家族在战前奥地利的背景和经历，有些故事我之前便有了解，如今又平添几分辛酸。

如果哪天我的针灸技术不行了，也许可以转战出版行业帮出版商预测畅销书呢！

◇◇◇◇◇◇◇◇◇◇

2011 年 3 月 11 日

开发教五行针灸的新途径

如今，英国以教授五行针灸为主的针灸学校都已不幸关闭或即将关闭，我便不得不花费大量时间为五行针灸的教学另辟蹊径。我所创办的针灸本科学校早在三年前便已关闭，三年来，我得以逐渐从开办学校的种种辛劳中恢复元气，也正好趁机思考余生真正想做之事。昨天有人听说我仍承担着大量工作时大感惊讶，便问我是否考虑过找个合适的时间退休，而我的回答是一个坚决的"不"字，我无法想象自己不再用五行针灸为病人治疗，也无法想象自己不再教针灸，尤其是谈论我至爱的五行，以及一直以来我从五行中获得的人生领悟。

针灸学校的接连倒闭，让英国的针灸界变得好似尸横遍野的战场。据我预测，这样的动荡也将波及大学，导致更多的大学面临威胁。今天我在报纸上读到，7 所大学将因资金短缺而倒闭，这也势必影响到以大学教育为基础的针灸课程。我一直觉得我们与大学教育绑得太紧，如今它们好像在将这一职业带入死胡同，因此，我想我应当更加努力，尽我所能去扶持五行针灸的发展。

◇◇◇◇◇◇◇◇◇

2011 年 4 月 20 日

如何诊断水

昨天一位针灸师让我帮忙看一位病人，一番互动之后，我排除了其他行，最终将她诊断为水。现在回想起来，当时的过程很有意思。

我去接待室迎接病人，简单地互致问候后，观察到病人的动作很快，迅速转头，又同样迅速地瞄了一眼我前面的治疗室。趁着她进去躺下的时间，我思考着这些信息能否提示我什么。我感觉她基本没怎么注意我，因此木和金的可能性很小。木的眼神会与我直接接触，而金的眼神会更加敏锐、清晰，让我有一种被人审视之感，而不是仿佛想从我面前逃走。那么还剩下土、水和火这三行。

当她躺在治疗床上时，我注意到我一坐在她身边，她的眼神便迅速移开，把手放在她手上，她也抽了出来。目前为止，我想土会舒适放松地躺在床上，也会紧握着我的手，仿佛想将我拉到她的身边。而我没有这种感觉。那么火和水呢？她的微笑很温暖，笑容很多，或许太多了一点，但是笑容停止以后便没有了温暖的感觉，而火的温暖会持续存在。

那么现在只剩水这一行了，一切终于开始明朗起来。我试着观察自己的反应，注意到自己明显有些不安，仿佛不知道该问什么，也不知道下一步该做什么，水总是会带给我们这种紧张的感觉，这是它自身之焦虑的投射。另外，她总是迅速瞥我一眼又望向别处，我从这种快速的眼睛运动中察觉到恐惧。最后，我想我能在房间里闻到某种潮湿的味道，这是我对水的气味的感受。至于颜色和声音，则没有特别的反馈来帮助我诊断。

因此，治疗从水入手。我所给出的治疗建议非常简单，不过，同往常一样，也不失深刻，因为首先纠正了夫妻不和，最后以水的原穴结束。离开时，她看上去有些不同，这种变化仿佛只可意会不可言传，也只有在治疗后出现这种变化时，才说明护持一行得到了它所需要的治疗。

◇◇◇◇◇◇◇◇◇◇

2011 年 4 月 17 日

"恼人"的夏天

每当白昼渐长，我总是极不情愿迎接春日的到来，因为紧随其后的是更加恼人的夏天。很多人听我这么说都会觉得奇怪。如果不是学习了五行并了解到自己的护持一行为火，我或许永远也不明白其中原因。现在却有了答案：先是木气的上升带来了春天，而后夏天的热浪滚滚而来，天地能量变化，气温渐升，我的护持一行所承受的压力也越来越大。

你也许会疑惑，我也时常会问自己——当我的火的能量开始接受外界日渐旺盛的阳气，我应当感觉更加舒适才对，为何却恰恰相反？我发现有一部分的原因在于，当外界开始甩掉衣服迎接太阳，万物及人们都更加开放，将自己展露于人前，我感到的却是威胁。我意识到，这正是重点所在。周围的人越来越多，而不像冬天那样隐藏起来，对火行人而言，这代表着一种无形的压力，因为人多则潜在的关系也多，要应付那么多的需求，心难免会觉得不堪重负。

那些满心期盼夏天的人或许会觉得像我这样的人实在古怪，甚至无法理解，就像我也不懂竟有人会害怕始于秋天的凉爽，而我总是如释重负一般地迎接它的到来。每当季节更替，为某一行带来更多的能量积累，对这一行的人来说都代表着某种挑战，有人表示欢迎，有人则倍感威胁。

当然，我也意识到我对夏天的反应可以反映我的火是否平衡。因此，我总是满怀期待地幻想某一天我可以顺利从春天过渡到夏天，像其他人那样张开双臂迎接它的到来。"也许今年就好了。"我跟自己说。

◇◇◇◇◇◇◇◇◇

2011 年 4 月 25 日

他人的不可知性

我想我们每个人都怀有这样的错觉，以为我们可以做到真正意义上的感同身受。要做到这一点，意味着从自我当中出离，突破那个用以定义自我特质的藩篱，走进对方的藩篱之中。而我们能做到的只能是最大限度地接近。即使是我们自认为非常亲密的人，比如家人，原以为已足够了解，却总被他们"一反常态"的言行举止吓一大跳，这样的情形屡见不鲜。我们之所以会这样认为，是因为我们所认定的他们的性格只是我们的个人看法，而事实却并非如此。

重要的是，我们必须接受这样一个事实——我们不可能像了解自己一样了解别人。因此，他人的内心，有一角是我们永远无法探知的。作为针灸师，与病人交流时需要考虑到这一点。换言之，他人那独一无二的内心深处，我们是无法真正进入的，唯有予之以尊重。出入的权力仅握在病人自己手中，只有当他们相信我们不会滥用职权，也不会在他们柔弱的内心肆意妄为时，才会敞开大门。因此，引领方向的一方必须是病人，而我们决定是否跟随。

因此，毫无疑问，与病人的第一次互动是极其微妙和复杂的，正因为如此，我们犯错的概率奇高。或许只是在不恰当的时间说了不明智的只言片语，病人的心包便会"砰"的一声，为心关上大门，以后再想与病人建立起关系，只会困难重重。因此，我们最好不要太过心急，而应给予彼此更多磨合的时间。

◇◇◇◇◇◇◇◇◇

2011 年 5 月 11 日

政治力量和五行

从五行的角度观察政客之间的交锋总是让我着迷。如今的英国正上演着一场各行代表人物之间形式多样的政治打压，让我有了许多有趣的感悟。而各行政治人物中，最吸引我的莫过于水。

需要记住的是，水大多喜欢暗中行事，正如在巨浪掀起之前，海面可保持平静如常。在我看来，正在当权（或曾经当权）的水共有三位。首先是前首相戈登·布朗（Gordon Brown），为了争夺首相大印，在过去的十年里，他和托尼·布莱尔进行着你死我活的暗斗。然后是现任财政大臣乔治·奥斯本（George Osborne），正如昨天在电视上听一位政治评论员所说，他是一位喜居幕后、不愿见光的人。三人中的最后一位是工党党魁爱德华·米利班德（Ed Miliband），同样也是喜欢隐居幕后之人，以前似被兄长的光芒所掩盖，实际上却在暗中借势，可谓现实版的该隐与亚伯的故事[1]。

戈登·布朗、乔治·奥斯本以及爱德华·米利班德，这三位在我看来都具有明显的水的特征，至少从电视上看来，他们的颜色都呈蓝黑色，声音也低沉而有力，言辞之间有一种势不可当的推动力，他们惶恐不安的眼神也暴露了水挥之不去的恐惧。水那种为了达到顶峰可以吞噬一切的野心在他们三位身上表现得淋漓尽致，而且他们都有一种让对方不安的能力。他们都不具备托尼·布莱尔（火）和戴维·卡梅伦（土）与公众打交道时所表现出的自在。或许也是水之不幸，尽管五行之中它是最容易推开一切到达顶峰的一行，但即使身居高位，也很难安定下来，而布莱尔和卡梅伦则不然。正如俗话所说"位高心不宁"，在与政治伙伴以及公众的关系中，他们内

---

[1]　译者注：该隐与亚伯的故事源自《圣经》，他们是亚当及其妻子夏娃所生的两个儿子。该隐因为憎恶弟弟亚伯的行为，而把亚伯杀害，后来受到上帝的惩罚。

心的不安和恐惧也为之后的下台埋下了种子，戈登·布朗华丽丽的垮台便是例证。而乔治·奥斯本的公众命运如何则且让我们拭目以待，或许卡梅伦对他的保护将多过反对，而不像托尼·布莱尔与戈登·布朗那样针锋相对。爱德华·米利班德则仍然是个未知数，但他的位置貌似有些尴尬，许多人已经在怀念他哥哥大卫·米利班德在位的日子，因其极具魅力且镇定自若（金？），连希拉里·克林顿都对他赞赏有加。

另外，以免你觉得水的力量只表现在男人身上，且让我再加上切丽·布莱尔，她是托尼·布莱尔的王位背后无处不在、时时警惕的存在。

最后，正如我经常所说，由于我从未真正见过这些名人，这些都仅为初步诊断。

谁说了解五行只对五行针灸师有用呢？

◇◇◇◇◇◇◇◇◇◇

2011 年 5 月 14 日

面色发红的人不一定是火

我们常会一看到面色发红的病人，便误将他们诊断为火。而我却发现，红色均匀分布在整张脸上的人绝无可能是火，而是木或者土。

火的红色常呈斑块状分布，斑块之间夹杂着较浅的颜色，尤其以嘴巴和眼睛周围为著。火的红色时隐时现，如同我们害羞脸红时的样子，时而通红，时而颜色褪尽，显得苍白、没有血色。我将此理解为心，尤其是其忠诚的仆臣心包努力泵血为面部提供良好的血供，然而能量不足，气血无以维持。

木和土失衡时，脸色也可以很红，但不会时隐时现，而是一直挂在脸上，整张脸都呈现出红色，几乎掩盖了下面护持一行的绿色或黄色。对木来说，我认为脸红的原因是母（木）病及子（火），对土而言，尽管有着相同的面色，其原因却正好相反——土之母（火）不能将足够的气血传递给其子（土），造成母（火）的积聚。

木失衡的红色乃由子病所致，而土失衡的红色则因母病而起，两种情况下，颜色有显著不同，但看上去红色都是主导颜色，极具误导性。因此，千万不可一见到红色就仓促诊断为火！

◇◇◇◇◇◇◇◇◇◇

2011 年 5 月 15 日

古典钢琴家郎朗——典型的火

很高兴可以告诉所有中国的读者（以及其他国家的人们），有一位他们的同胞——古典钢琴演奏家郎朗，肯定是火（个人看法）。大家可以看到，即使在表演的时候，他也总有些忍俊不禁，似乎演奏一结束，他便会笑出声来。

大家可以去现场，或者在 YouTube 上看一下他的表演，也许你会被他陶醉在音乐和生命之中的模样感染，也跟着微笑起来。

2011 年 5 月 16 日

生命中的"如果"和"假如"

每一行的人感到后悔时分别是怎样的？我曾对此有过诸多思考。我们都会后悔当初做了或者没有做某事，希望能挽回或者弥补。每一行都与过往有着独特的联系，尤其是金，过去正是金的特殊领域。金的任务便是权衡和评估过去，在对过往的追忆之中，金完成了它最重要的工作。因此，悔恨是金最为沉重的负担，因为金总是希望可以告诉自己："在这一点上我是做得很好的。"所以经常听他们说"如果我当时这样做就好了……"或者"假如我那样做了会怎样……"也就不足为奇了。

其他行对后悔的感受则没那么强烈，因为过去的事情对他们而言有着不同的意义。木忙着筹划充满希望的未来，才不愿耗费时间追悔过去。火最后悔的是曾经伤害他人，会利用从过去得到的教训让当下变得更好。土更多地只顾着自己，或许不会把时间花在沉溺过去这等奢侈之事上。水，这最后的幸存者，当他们正在挣扎着以求浮出水面时，或许不会对思考过去有丝毫兴趣。而对金来说，正如我们所看到的，他们集中精力正为了那逝去的过往。那些生命中的"如果"和"假如"，会在他们身上留下最深的印迹。

当人们描述那些生命中至关重要之事时，如果我们足够仔细，去注意他/她所用的时态，便能听出其中所隐含的对于过去的不同态度。我发现，现在时、将来时或过去时这三种时态，如果去观察谈话中哪一种使用最多，再结合五行的其他特征，便可以帮助我做出诊断，这个方法简单而有效。现在时表示正在发生的事情，将来时表示即将发生之事，而过去时表示业已发生的事情，这正是金最常用来表达自己的时态。木在说"我马上要做这个了"的时候最高兴，对火来说是"我正在做这个"，对金而言则是"如果我当时做了这个就好了"。土和水则介于这三者之间的某种状态。

我们的护持一行，在一言一行中都可以找到痕迹。不同的讲话模式，也是追寻五行踪迹的简便方法。

◇◇◇◇◇◇◇◇◇

2011年5月22日

不仅是针灸师，所有人都应该学习五行

一位以前的学生告诉我她不再做针灸了，却在信中写道：与我们在一起时学到的知识"依然发人深思，让人幡然觉醒，我将永远铭刻在心。衷心感谢您，以及在五行针灸学校学习的日子"。

她的话加深了某个在我脑海中酝酿已久的想法。尽管现在学习五行的人大多是想要学习针灸或类似学科的人，但这样未免太过局限。了解五行在每个人身上的表现，可以让我们更加意识到自己和他人身上的优势和短处，于人于己都能更加宽容。比起只学习进针取穴有着更加深远的意义。

如果生命可以再来一次（谁知道呢，也许我会出现在另外的时间和地点，甚至另一个星球），我会建立一所五行学校，在那里，针灸只是很小的分支，我愿向全世界发出邀请，男女老少、各行各业

的人都在邀请之列。记得曾经有位学生，虽是一名教育程度很低的建筑工人，却有着超群的洞察力，对五行的理解极为深刻。仍然记得他那篇关于五行的论文，篇幅简短，用词精炼，完美地捕捉到了每一行的精髓。埃罗尔，让我向你致以诚挚的问候，致那些共同学习五行的日子——从夜校到毕业以及未来的每一天。

如果有来生，愿将五行献给更多的埃罗尔们。

◇◇◇◇◇◇◇◇◇◇

2011年5月23日
我们对他人的影响

没有人能知道我们对他人的影响，因为我们所能影响的范围远超我们的想象。常有人对我说："记得你曾经告诉我……"而我却已忘记自己曾说过这样的话，有时甚至连这个人也无从忆起。

我自己也常在心里或对别人说："记得你曾经说过……"这些话语多年来对我以及周围之人产生了深远的影响。有件事我仍然记忆犹新。多年前曾听一位朋友说："我绝不允许别人那样对我说话。"当时我望着她，发现的确如此，没有人敢那样对她说话。她发出的信号仿佛在告诉靠近她的人要小心一点。这是我第一次意识到原来一个人的气场（现在我可以将此称为护持一行的投射）竟如此强有力地将他/她包围在其中，并对他们所遇之人的行为产生直接影响。

这一领悟对我而言，可谓影响至深，因为这意味着人的五行越健康强大，则越能抵挡命运的残酷，成为我们的保护伞。对五行针灸师而言，这一课也尤其宝贵，因为这证实了扶持护持一行可以让病人最终学会更恰当地处理曾经让他们难以承受的压力。平衡时，护持一行会发出信号，让周围之人适可而止（这便是为何我称其为护持一行，因为当它处于平衡时，的确能守护我们远离危害）。它对我们的保护常以一种微妙的形式存在，或是眼神，或是紧闭的嘴唇，不过可以确定的是，若有我朋友那样的气场，即使有人刻意找茬，最终也只会偃旗息鼓。平衡的五行正是这样昭显着自己的力量，正如天地处于和谐之时，亦同样护佑着我们。

我喜欢在写作时剖析自己的思考过程。博客中，我花了大量笔墨剖析自己的思维运转方式，并试图通过语言去弄明白背后的原因。从某种程度上说，这些博客仿佛成了我的生活日记，带有几分自传的意味。理解人类行为的错综复杂是我工作的首要目标，因此，人人皆是我思考的对象——我自己也不例外。以下博客即是其一。

◇◇◇◇◇◇◇◇◇

2011 年 6 月 10 日

小肠受邀进入的各种关系

上周去德国的罗腾堡开会，像这样一个与会人员多达 1000 人的大型会议，对我的小肠的需求可不一般。这个小小的中型城镇因针灸师们的到来而显得拥挤不堪，漫步街头，极有可能迎面走来的便是同行。对任何一位君火而言，这都是极大的挑战，因为与他人的每一次接触，即使再短暂，也存在建立微小关系的潜在可能。我便是这样的君火。行走在罗腾堡的大街上，每次与人擦肩而过，我的小肠都能感受到轻微的压力，它总在盘算——该为心敞开几分呢？还是假装没看见更加明智？

这些对小肠的持续不断的挑战意味着小肠永远不能真正放松下来，一旦放松，便会感觉自己有玩忽职守之嫌，没有好好履行保护心君的职责。幸运的是，有几个好朋友也在会场，帮我减轻了负担。和他们在一起时，一切都好，我满心欢喜，小肠也终于可以放松下来。不过，小肠并不能完全放松，火之四官中，小肠的工作一刻也不能停歇，它需要终日忙碌，不停分类筛选，筛选分类。

闲来无事时，我真希望自己是另外一行！如果可以选择，那我一定选金，金是如此安静又泰然自若，可以不假思索地做到旁若无人，不会像我这样纠结该对谁笑、谁又可以不去理会。不过我知道，金也有自己的烦恼，只是不像火那样总围绕着"人"罢了。

◇◇◇◇◇◇◇◇◇

2011 年 6 月 12 日

教人谦虚的一课

往往在不知不觉间，我们便将自己五行的影子投射到病人身上，从而不可避免地让病人五行发出的信号有些失真。每个人在辨别五行时，都有一行（或几行）是其弱点，若想成为优秀的治疗师，必须学会坦然接受之，并在做出诊断前予以考虑。对我来说，最难分辨的无疑是火和土，许多针灸师似乎也是如此。究其原因，我想是因为这两行都需要有人在身边，故对人都怀有几分热切，只是表现出来的方式有所不同。

我逐渐意识到，之所以容易将土和火混淆，大概是由于我自己是火，与土，以及其他火有着类似的互动方式，遇到这两行的需求时，我的火也会给予相似的回应。我的火需要与病人建立紧密的联系，而对于我的热情，土和火都会温暖地回应，仿佛透过我的"火之粉红眼镜"，火和土都被蒙上了一层粉色。不过，我们都知道，土和火的反应，其背后的原因是不同的。土多因他们喜欢被给予理解，而火则因为他们很高兴把温暖也回赠给治疗师。这两种反应都会让我的火开心，但原因不同。与土是因为我乐于看到我的给予被热情地接受（可以说是被吸收并吞下），与火则是因为我非常享受他们带来的温暖。

两者有着非常不同的运动方向。土向后、吸收，火则向前、给予。

对这一点思考良多是因为最近有位同行告诉我："你知道那位笑起来嘴巴超大的著名女影星吗？我觉得她是典型的土，她的嘴巴就是您经常提到的土的嘴巴，微微张开，就像雏鸟在乞求食物。"她指的是朱丽叶·罗伯茨。我大吃一惊，因为我曾经草率地将朱丽叶·罗伯茨定为火！有无可能确实是那位同行对了？因为除了她那大大的笑容，朱丽叶·罗伯茨的确没有让我的内心感到温暖，是否这便是原因？于是我立刻打开 YouTube 观看她的视频，果然，当我更加认真仔细地观察她时，我感到她更像是在向我需求，而不是给予。

容我再老生常谈一次。万不可认为自己对某人护持一行的判断是绝对正确的，要永远保持开放的心态，也许我们错误地理解了他人所发出的信号。要永远、永远保持谦逊，随时随地准备学习。木、火、土、金、水，虽是简单的五个词语，其含义却极其宽广，若要选择其中之一去概括每个人独一无二的特性，谈何容易？

2011年6月16日

所遇非凡之人

感谢上天的眷顾,初入五行针灸之门,我的生活便如喷薄的星尘爆发出璀璨的光芒,之后又有幸遇见两位卓越非凡的大师,如明灯一般照亮了我的生命之路(这样的形容并不过分),他们用不同的方式,让我的生活朝着不同的方向前进,而这一切,时至今日蓦然回首,都仿佛冥冥之中早有安排。

这两位大师,一位是华思礼,另一位则是刘力红。华思礼将我引领至"神"的世界,从此以后,"神"便成了我的针灸治疗之本。第二位不久前才出现,而他向我挥手之处却是中国。中国,不仅地大物博,亦有着博大精深的精神世界,《黄帝内经》、老子和历代中医大师古老悠久的传承都代表着其源远流长的文化思想。

针灸治疗为我带来的深刻变化,让我心生好奇,从而开启了自己的针灸学习之路。我在学习的后期才遇到华思礼,但之后的跟诊学习、他的亲自登门指导,以及多次带病人请他会诊的日子,都让我对他所做的非凡贡献有了更加深刻的认识——他使针灸与现代世界接轨,并将现代世界所提供的心理学观点糅合其中,使针灸涵盖的范围更加宽广。他是我与针灸相遇第一阶段的代表人物。

第二阶段始于几年前我的针灸学校关闭以后,一番沉淀过后,大约一年前,我的针灸人生又重新起航。当时我遇到了一位年轻的中国针灸师龙梅,她在荷兰行医,因为她,我的针灸之路开始朝着不同的方向前进，而这次是中国（见我2010年6月1日、8月2日、以及11月8日的博客）。梅现已完成《五行针灸指南》的翻译，目前已出校样（书看上去非常漂亮），正等着刘力红为其作序。

如此便提到我所遇之第二位重要人物——刘力红。几周前，我在罗腾堡的会议上遇见了他。他的著作《思考中医》是一部影响深远的作品，梅告诉我它在中国非常畅销。刘力红志在为中医找回已耗散的"神"，并认为五行针灸便代表着针灸界的"神"（他是一位开方的传统中医）。他鼓励我，待书在中国出版，也就是几个月后便去中国。所以，当我在英国的教师生涯结束，紧接着，中国的大门便向我敞开，我的教学生涯将在那里得以延续。能与这两位非凡的男人相遇，我的针灸生涯真是充满幸运。

最后，以免有人认为只有男性才能指引人生，想向大家介绍一位非常伟大的女性——弗洛伊德的女儿安娜·弗洛伊德。安娜·弗洛伊德出现在这两位男性之前，在我前半生的生活里，她的启迪功不可没，也正是因为她，那段日子终告结束。而在我遇到针灸之前，她却离开了人世。如果她知道我在她去世之后不久便重新找到了人生方向，定会为我感到欣慰，因为她一直都鼓励我"做点大事"。怀着应有的谦卑和少许迟疑，我想我现在可以说，我没有辜负她对我的期许。可以肯定的是，如果没有她的鼓励，我永远没有勇气去做那些已经做过的事、去写那些已经写下的文章，包括眼下这篇博客！我也不会有勇气去面对那些生活带给我的挑战，而会像早年时一样，一遇到困难便转身而逃。

能与这三位非凡之人相遇，是上天赐予我的恩泽，我的内心满怀感激。我的人生方向，或因他们的出现而发生改变，或正在改变着。

◇◇◇◇◇◇◇◇◇◇

2011年6月25日

"抵御永生永世的轮回"

这些天在重读伊丽莎白·冯·阿尼姆（Elizabeth von Arnim）的《情迷四月天》（The Enchanted April），这是我最喜爱的书之一。如果您没有读过这部作品，并希望可以在合上书页时面带微笑、内心安宁，那么推荐您一试。这是一部优美的暖心之作。（根据这本书改编的电影竟也同样完美地再现了原作的温暖和美好）

一如往常，书中某些语句引起了我强烈的共鸣，那些字字句句，与我对生命之深沉和神圣的感慨不谋而合。

"她裹紧身上的披肩，充满防备的姿势，仿佛在阻挡和逃避着什么。她不想变得多愁善感，此时却难以不沉溺其中。夜色如水，悄然潜入内心的隙缝，各种让人无法自制的情感也随之席卷而来——关于死亡、时间和荒芜的大事；辉煌和毁灭，华丽与苍凉，瞬间的狂喜和恐惧，以及巨大而撕心裂肺的渴望。她感到自己是那么渺小和孤独，无人庇护而又软弱无助。她下意识地裹紧披肩，仿佛希望用这一层薄纱保护自己，抵御这永生永世的轮回。"

也许我们永远也不可能真正抵御永生永世的轮回，或许也不应如此。我们应保持敬畏，常存诚惶诚恐之心，但永远、永远都要承认它们的存在。

2011年7月3日

温柔的品质

　　刚看了一部动人的法国电影《花瓶》(Potiche)，由卡特琳·德纳芙和杰拉尔·德帕迪约主演。德帕迪约的温柔，让我禁不住再次琢磨这一难以捉摸的品质。这个身形粗壮的男人（他现在实在有些臃肿不堪）以及另一个大块头演员罗比·考特拉尼都具备这样的特点。一位朋友在看完这部电影后评价道："德帕迪约好有魅力！"听上去颇有些惊讶。我深懂她话中之意。他的眼神闪烁着温柔的光芒，充满温和的爱意，极具吸引力。眼睛是心灵的窗户，往往能透露出一个人的灵魂表达爱的能力，而这两位演员的眼神里，爱意深浓，温暖无比。其中好几个镜头都让这部电影值得一看：德帕迪约对德纳芙几次深情脉脉的注视，以及二人虽已中年发福，却充满柔情地翩翩起舞的唯美场景。有些电影中的情爱镜头，尽管露骨，却毫无柔情可言，与这部电影中的情意绵绵差距甚远。

　　作为针灸师，这是我们需要具备的品质。

2011 年 7 月 5 日

为何现在女演员（*actress*）被统称为演员（*actor*[1]）

上篇博客我写了一位男演员和一位女演员，发现自己又一次被激怒——现在居然把女演员（actress）也称作演员（actor），简直荒谬至极！这个称呼几年前莫名其妙地出现，也希望今后它能尽快消失。我们现在不是还会区分丈夫和妻子、男孩和女孩、鳏夫和寡妇、王子和公主吗？为什么就不区分男演员和女演员了呢？不是说要"政治上正确"吗，怎么现在全乱套了？当然，有些职业在英语里统一用一个词去指代男女从业者，比如大律师（barrister）和医生（doctor），大概是因为女性后来才参与到这一行业之中，而女演员却自古有之。没有人想过把女性律师称为女律师（barristress），或把女性医生称为女医生（doctress），尽管有些语言中会这么做。但是，为什么要替换一个已经沿用数百年的好词呢？并且，尽管隐晦，窃以为弃用"女演员"一词是对女性的贬低而非尊重，好像必须有意为之才能将性别平等铭记在心。

好在这样的改变还没有在日常用语中普及，大家在谈到朱迪·丹奇的时候还是会说"女演员"，但在纸媒体以及电台或电视上，这个词却已经停用，显然是由于 BBC 颁布了有关法规。有一天在电视上看到的一幕可把我乐坏了：一位记者差点将"女演员"脱

---

[1] 译者注：英文中，actor 尤指男演员。

口而出，幸好反应及时才赶紧纠正成"演员"。

有人可以告诉我从什么时候开始，以及为什么要用"演员"来替换"女演员"吗？

2011年7月7日
中文，我来也！

我的《五行针灸指南》一书已被译成中文（见2011年6月6日的博客《所遇非凡之人》)，在我看来这是里程碑式的时刻，仿佛我那始于25年前的五行针灸之旅，现在终于修得圆满。4年前关闭学校之后曾对五行针灸忧心忡忡，而如今发生的一切却让我始料未及，让我之前的担心显得有些杞人忧天。现在，无论是中国，还是那些仍对中国满怀希冀、希望在学习中医的路途上得到中国引领的人们，都已敞开大门，准备重新迎回这门我至爱的针法。我感觉自己的工作已修得正果。

不过还是稍有缺憾！因为我已受邀，书一上市便去中国，作为一位曾经的语言工作者，每去一个国家从不会对他们的语言一无所知，我曾对此倍感自豪。因此，若不对中文了解一二，我会觉得自己有失礼节，因为只有这样，才能在别人说完话后礼貌地做出回应。我一直纳闷，针灸的博大精深与中文这一载体息息相关，尤其我又正在翻译伊丽莎白·罗夏德拉弗的著作《101个关键性概念》(101 notions-clés de la médecine chinoise, 101 Key Concepts)，为何耽误了这么久才投身中文的学习？也许是因为我总找不到时间，尝试过好几次均未成行；或许是因为害怕（现在也还是害怕）自己日渐衰弱的听力会让我无法听出中文发音的细微差别。不过我现在决定尽力弥补这一匪夷所思的遗漏，将参加一个中文强化课程。静候佳音吧！

◇◇◇◇◇◇◇◇◇

2011 年 7 月 10 日
"夫妻不和"的重要性及其诊断

　　我另有一姊妹博客 www.five-element-treatments.blogspot.com，某位读者在评论 6 月 23 日的博客时提问，这篇博客便是对其问题的解答，因这一问题的重要性，我想有必要在这个博客上也发表一遍。这位读者问我为何仅凭观察病人就做出了"夫妻不和"的诊断，以及凭借哪些观察做出了这一诊断。我的回答如下。回答非常详尽，因为这个问题让我对"夫妻不和"进行了细致的思考，并涉及诊脉这一复杂且深奥的领域。

　　"夫妻不和"可通过脉象来诊断。正常情况下，左侧（夫侧）的脉力应强于右侧（妻侧）的脉力，如有"夫妻不和"，则会出现相反的脉象，右侧脉力将强于左侧脉力。但单独依靠脉象来诊断必须有一个前提，即我们的手指非常灵敏，可以感知到异常细微的差别。我经常说起，并将不断重复的是，单靠脉象来做诊断是非常不明智的，因为诊脉是一门需要多年的练习方可掌握的精细技艺。为了理解它，但不至于心生畏惧，我们应时刻牢记，把手指轻轻搭在左右手腕的六个部位，可以诊察五行十二官的脉象。

我们应把十二脉看作通往五行的入口。它们在气血流动最强、离表面最近的位置最容易被触及。无论是古老的中医还是现代西医，都把腕部的桡动脉作为诊脉最为便利的部位。

因此，得知这不到几寸（几厘米）的小片区域（我还是喜欢老的计量方式）竟能反映五行在身心两方面的健康状态，我不禁惊叹不已，直至现在仍深感震撼。这意味着，实际上在五行的共同作用下，气血的流动发生在全身各处，而并非仅在腕部，只是在动脉血最接近表面的地方最容易被触及（在足踝和颈动脉搏动处都可触及相同强度的脉搏，但腕部触诊最为便利）。记住脉的顺序非常重要，不仅包括一侧的顺序，还有双侧一起诊脉的顺序。当我们双手掌心朝上放在一起（大家可以边读边照着做），可以想象自己在画一条线，这条线起于左手最靠近腕部的脉，下行至左手另两部脉，再传递至右手寸脉，继续向下至右手尺脉，再循环回到左手，形成一个连续的"8"字形回路。实际上，我们所沿的方向与五行相生的顺序相反，从君火（心/小肠），反向至木和水，再跨至右手腕部的金、土和相火（心包/三焦），再回到君火，如此一直循环。

老师教我们这样诊脉：先左后右，左侧从寸脉火之心/小肠开始，右侧则从金开始。这种诊脉方式非常简单，由心脉开始，也强调了心脉之重要性，但是这样一来，很容易忘记五行的真正顺序，虽然我们一向清楚脉代表着五行，很多人在诊脉时并没有将五行的顺序考虑在内。不过，只有在诊断有无夫妻不和（以及出入阻滞）时，为了理解脉象之含义，才有必要记住五行的顺序。

我们都知道五行相生的顺序为从火到土再到金等，也知道纠正夫妻不和需要针刺的穴位有至阴、复溜、太溪、中封、腕骨和神门。以此顺序进行治疗的作用为：重新建立起母（金，右侧之脉）子

（水，左侧之脉）之间的联系，然后针中封，通过五行相克（从母至孙）将金（右侧之脉）之经气转到木（左侧之脉），然后针太溪，同样通过五行相克将土之经气转到水，最后针君火之原穴以补心，以神门结束。

实际上，传统诊断夫妻不和的方法，即右脉过强而左脉过弱，这一脉象告诉我们五行之间的循环有崩溃的可能，尤其是金传递给其子——水这一环节上。虽非完全崩溃，因为完全崩溃则意味着死亡，但就其严重程度而言，我们应将夫妻不和视为危急情况，因为这意味着流向心的经气即将枯竭。因此，我们常能惊喜地看到，当针完至阴和复溜，金与水之间的联系重新得到加强，脉象便迅速恢复平衡。因此，针完这两个穴位后，可以立即诊脉，试着去感受：当经气流动重新建立、心开始放松后，是否立刻有一种如释重负之感？

以此为基础，阐述完夫妻不和究竟代表着什么之后，让我回到文章开头的那个问题。如果这意味着五行母子相生之循环的严重虚衰，那么它不仅会表现在脉象上，也会表现在病人的言行上。病人往往给人以绝望之感，仿佛放弃了希望（心几乎放弃了）。除了表现出绝望，诸如"我支撑不下去了"或"我想放弃了"之类的话语出现的频率也高得惊人，常能帮助我们诊断。他们看上去已无力言语，只想消极地闭上眼睛躺在那儿。

夫妻不和也可能突然出现，仿佛心突然无力承担，而不像其他失衡，比如邪气总是需要一段时间的积累才会慢慢出现，因此，病人前来治疗时会感觉与以往判若两人。我所写到的那位病人进入诊室时与他上周离开时看起来非常不同，这种巨大的差距足以让我在诊脉之前便怀疑有夫妻不和。

最后，让我重复我一贯的准则：诊断时不要只依赖脉象。调动所有的感官和内心感受，并利用其他的诊断信息来辅助诊断，比如病人总是在揉眼睛，提示有小肠／膀胱的阻滞，花粉热则提示有大肠／胃的阻滞，因为我们的诊脉不一定足够灵敏（包括我自己在内），单凭它不足以做出诊断。

◇◇◇◇◇◇◇◇◇◇

2011 年 7 月 13 日
五志共有 25 种不同的表达方式

由于每个人都是五行的独特组合，而每一行都主五志中的一种，因此有必要记住的是，实际上五志共有 25 种不同的表达方式。按照传统，五志与特定一行相关，比如喜属火，恐属水，但如果不是火行人来表达喜悦，或者不是水行人来表达惊恐，则会有所不同。当一个金行人表达喜或恐的情感时，总会带点悲的感觉，因为悲是金的情志，但如果换成木行人或火行人来表达喜或恐，则会与之不同。

因此，我们需要做的并不仅是观察火或水行人表现出来的典型的喜或恐，还应更进一步地观察这些情绪在不是火或水的人身上是如何表达的。尽管它们会在很大程度上被主导一行的情志所掩盖，我们仍须学习着区分这些喜或恐的不同表达方式。火行人和水行人所表达的喜和恐最为单纯，因由这两行所主的脏腑直接发出。而土行人的喜则带有土惯有的同情或体贴，金行人的恐则带有金惯有的悲哀气质。换句话说，他们会表现出带有土和金之特点的喜或恐，这与火或水所表现出的单纯的喜和恐很不相同。

领会任何一行的情绪特征都并非易事，要想在如此微妙的世界立足，需要细致观察各种情志的表达，感受其中的细微差别。需要调动已积累的所有与五行相关的知识，帮助我们判断五行。可以采用回顾的方法，比如仔细观察那些已经确定五行的人，除了观察其主导一行的情志，还应留意他们表达其他四种情志的方式。例如，金行人如何表达愤怒或同情？木行人如何表达悲伤或恐惧？这样的练习非常有用，可以拓宽我们对不同行的认知。

遗憾的是，这些微妙的差别，用语言描述总显得言不尽意。因此，当一位针灸师问我"能不能就木的控制欲和火的控制欲谈点您的看法？我有位病人就像一堆燃烧的篝火，人很好但是控制欲太强了，我找不准他的五行"，我只能抱歉地用这篇博客作为回答。对不起，凯特，我帮不上更多的忙，只能鼓励你每一次见到这位病人时都更加集中自己的情绪触角，他的特征，即你所描述的控制欲，将最终指引你走向这一行或那一行（甚至最后证明他既不是木也不是火，让你更加迷惑）。但记得给自己时间慢慢来！虽然也有例外，但通常更着急的是我们，而不是病人。

◇◇◇◇◇◇◇◇◇◇

2011 年 7 月 24 日

迎接新病人之前的准备

之前曾在博客中写道，作为治疗师，每遇一位新病人，都需要面对其不可知的一面，而这是需要勇气的（见 2011 年 4 月 25 日的博客《他人的不可知性》）。本周我也将迎来一位新病人，我也同样需要做好准备。

我希望我们的会面能让病人感觉我已经在某些方面帮到她了，而能否达到这样的效果，均有赖于我的表现。至于我能否判定病人的五行，则不应是这第一次交流的全部意义，而是我应当感觉自己对她有了足够的了解，让她乐意继续前来治疗。

当然，随着见面次数的增多，对她的了解也会日渐深入，希望最终能指引我找到她的主导一行，然而即使很早便能笃定五行，也是远远不够的。如果只在五行上下功夫，不管诊断多么正确，其作用都是有限的，在此基础上，我们还应给予病人最深的理解，这"神与神"的交会，才能为治疗起到画龙点睛的作用。我们都不应忘记，即使最后发现开始所治疗的那一行并非正确一行，我们的感同身受也能在很深的层面帮助到病人。

最重要的是我必须充满好奇。我自小便对他人的生活有着浓厚的兴趣，这不失为一种幸运。身处人群之中，我最享受的便是坐在某个不为人知的角落，静观人与人之间的互动真实上演。这些互动对我有着巨大的吸引力，让我乐此不疲，作为五行针灸师，也总能从中获益良多。我会将这种好奇心如同最珍贵的礼物一般献给我的新病人。她会告诉我她的喜好、心中向往以及失望，我会收集这些点点滴滴，努力描绘她过去和当下生活的画面，以及如果我的治疗能帮助到她，她又对未来有着怎样的美好憧憬。然后我会深入自己的内心，去查看她说话的内容和方式在我心中留下怎样的痕迹，这些痕迹又将我指引向哪一行。

这些年来，我学会了不对自己太过严苛，即使对自己与病人第一次见面时的表现不甚满意，也尽量不过度自责。尽管有时由于我不够敏锐，没有及时调整自己去满足病人的需求，当时我也已尽力而为，下次还有机会弥补。与病人交流是何等微妙之事，切勿对自己太过挑剔。只要感觉到我们的真诚关心，他们就会继续前来治疗，给我们机会进步。

◇◇◇◇◇◇◇◇◇◇

2011 年 7 月 29 日

找到五行，穴位便能发挥应有的作用

我并不是那种喜欢在治疗中进行实验的针灸师。对于治疗，我更追求稳妥，可以说有些因循守旧。这种谨慎的态度也体现在我对穴位的选择之中。我曾反复提到自己选择穴位的范围很小，仅限于与我所治疗的那一行有紧密和安全联系的少数穴位。主管穴是我最常用的穴位，其次是经过我多年积累、位于这一行经络之上的其他穴位，还有与疏通各种阻滞有关的穴位，以及最后，会用到有难度却很重要的一类穴位——与"神"有关的穴位。这是让每个针灸师最难选择的一类穴位，每当我们问自己，在这特别的一天针对这个特别的病人，该为他的"神"选择哪个特别的穴位？这一问题总会引发更多问题，且常常无从解答。

但是，我并不会因此而去试验。我无此习惯，而其他针灸师显然有，他们会在穴位列表上寻找，另辟蹊径地选择一个我从来没有用过的穴位，而选择的依据往往是穴位名称。最近曾反复思考过这一问题，因我刚好希望在治疗中添加更多新意，还有什么比尝试一个我从未用过的穴位更加新鲜的呢？于是，为了向更新的领域发起探索，我在一两个病人身上做了试验，然后退一步去做客观的评价，看自己能否从这个试验中学到什么，以及更重要的是，观察这些病人治疗后是否与之前只选用我所熟悉的穴位有不同反应。

结果全在意料之中，我并没有观察到这些新穴位为病人带来了特别的变化，如往常我为他们做那些熟悉的穴位时一样，他们只是持续好转着。我问自己病人是否有新的改变，得到的答案却是"没有"。当然，区区几次治疗，样本量太小，数学家一定会说这样的数据没有任何统计学意义，但这些试验的确让我一无所获，无法动摇我一贯坚持的理念——任何有关五行的治疗，其根本均在于扶持五行，而选择哪些穴位扶持五行则无须我们担心。治疗中我会永远坚持自己的原则——"考虑五行，而非穴位"。选对五行的重要性永远高过穴位。

所以，那些过于担心穴位选择，尤其是不懂"神性穴位的选择"为何意的针灸师们，请记住：所有的穴位，尤其是那些至关重要的主管穴，皆与"神"有关。

一旦找到五行，穴位便能发挥应有的作用。

我偏爱描写的内容大多与微妙的人际关系及其在医患关系上的体现有关。下面这篇博客便是其中之一，它强调我们问话方式上的细微不同，既可以让病人无从回答，也可以让他们畅所欲言。

◇◇◇◇◇◇◇◇◇

2011年8月2日
问话得当、方式得法的艺术

自从上周看了一位新病人，便一直在思考与病人的谈话方式哪些是可取的，哪些应当纠正。有两次发现自己问的问题有些别扭，或是回应失当，幸好发现得及时，便不露声色地用我满意的方式进行了纠正。

第一次发生在我问病人："你的生活幸福吗？"话一出口马上发现不妥，于是立即改成："你如何评价自己的生活？"之后反思此事，发现我之前的提问方式让病人只能回答"是"或者"不是"，这样的答案无法反映真相，因为每个人的生活都是五味杂陈，岂能简单用"幸福"或"不幸福"去概括？这种非此即彼的问题只能换来非此即彼的回答，而我们生活中大部分时间所处的状态——那些介于幸福与不幸之间的灰色地带则被排除在外了。谁能一直幸福，谁又总是不幸呢？人的一生，起起伏伏才是常态啊。

第二次发生在病人告诉我她将回爱尔兰看她的家人，而这是四年来的第一次。"太好了，真为你高兴！"这句话差点就脱口而出，所幸我又一次及时发现，改口道："这次回去你期待吗？还是有些担心？"我的头一个回答就像平时社交场合里毫无意义的口水话，比如："你好吗？""我很好！"如果这句话说出口，势必听不到病人有关这么久才回去一次的真实想法，毕竟，如果真的与家人关系很好，怎么会隔这么久才见一次面呢？是爱尔兰，又不是澳大利亚，很容易来回的。

仅仅是对问话和回应在遣词造句上的小小改变，便足以决定我们与病人关系的发展方向。还记得有一次，有个朋友告诉我她很惊讶于我对某件事的反应，她说："我不明白你为什么没有……"这句话让我立刻失去了辩解的兴趣，因为我感到自己的行为在她眼里是不合常理的。在我看来，更好的处理方式不是立刻进行含沙射影的批评，而是问我为什么会这样做。

同样，与病人交流时，也应给予他们充分的自由，可以将自己行为和想法背后的真实原因告诉我们。永远不要以为自己懂得个中缘由，只有病人才拥有这一切的答案。

◇◇◇◇◇◇◇◇

2011年8月3日
我们只能行力所能及之事

随着年纪越来越大，但愿自己的智慧有所增长，也希望能更加宽容自身之不足。今年习得的智慧之一，便包含在这句我现在常对自己说起的话里——"我们只能行力所能及之事"。有些事情，即使曾明知不可为而为之，或事后才幡然醒悟、悔不当初，也不必因此苛责自己或迁怒他人。生活已足够艰难，迷途知返便可，何苦再雪上加霜，让自己背负沉重的负罪感呢？因此，我想我们得习惯告诉自己，当时的做法乃不得已而为之。

作为一名五行针灸师，这一领悟尤为可贵，因为就每一位病人而言，懂得哪些是他们"力所能及"之事，亦是探寻五行之烙印的巧妙途径之一。比如，火所擅长的，金却望尘莫及；而土擅长的，木却无能为力，一旦了解到这一点，便能逐渐明白五行之间的确存在差异以及这些差异究竟何在了。

我和刘力红的联系以及五行针灸在中国的发展动态是我在博客里经常提及的内容，由于我对五行针灸的推广，一个广阔而崭新的世界已向我敞开。我一直为2007年五行针灸学校的关闭深感惋惜，但从未怀疑过这个决定的正确性。我素来敏感，无论是针灸未来风向的改变，还是2008年的金融危机及其导致的两所传统针灸学校的关闭，我都早有预见。这对英国的小型独立针灸学校而言皆是不祥之兆。因此，我深知停止招生的时候已到，完成了在读学生的培训过后，便遗憾地关闭了学校。

事后想来，在那样的经济环境下，这样的决定可谓明智之举，但也让我的生活顿时陷入空虚，无法再用五行针灸引导他人。然而事实证明并非如此，正如刘力红某天在南宁所言："你看，诺娜，关闭了学校你才有可能来中国。"人们常说，上帝关闭一扇门，必会为你打开一扇窗。现在，离2011年写下这篇博客时已过去数年，我能感到他所言不虚。如果还在英国开着针灸学校，整日被繁杂的事物缠身，我将抽不出时间来做如今我在中国所做的一切。

◇◇◇◇◇◇◇◇◇◇

2011 年 8 月 14 日

中国，我来啦！

大约一周后，《五行针灸指南》的中译本将在中国的各大书店上架，随后我也将前往中国，这些都意味着五行针灸正回归故土，为此我深表高兴，也愿与关注五行针灸发展的各位同仁分享这份快乐。广西中医药大学经典中医临床研究所的刘力红教授已邀请我十月底去往中国。他是傅海呐（Heiner Fruehauf）的工作伙伴。认识傅海呐的人应该很多，他写过一篇非常重要的文章，名为《危机中的中医》（《中医杂志》，1999年10月第61卷）。大家也可以登录网址 www.ClassicalChineseMedicine.org 观看刘力红与傅海呐的对话。刘力红鼓励龙梅来翻译我的《五行针灸指南》一书，她是我的针灸学生，来自中国，现居荷兰。

我将首先飞往成都，然后去广西中医药大学为一些针灸师进行为期一周的教学。随后将飞往北京参加刘力红组织的一个大型国际会议，并在大会上进行讲座。在五行针灸回归中国，以及中国针灸重归其传统之根的道路上，他将此视为至关重要的一步。（傅海呐的文章对其背景做了很好的阐释）

能得到他的邀请，并被他视为对他的工作做出重要贡献的人，我深感荣幸。

待我从中国归来后，敬请期待更多关于此次中国之行的博客。

◇◇◇◇◇◇◇◇◇◇

2011年8月15日

推荐一篇傅海呐发人深思的文章

在傅海呐的网站 www.ClassicalChineseMedicine.org 上，2011年8月推出了一篇名为《危机中的中医：科学、政治以及制造出的"中医"》的文章，我刚刚读完。

文章的开头，他引用了中华中医药学会主任李致重2002年的讲话：

"19世纪后半叶和20世纪，是中国政治、经济、文化和科学发生重大变革的一个时期。作为中国传统文化科学瑰宝的中医，则随之经历了在冲击中陷于困惑，在困惑中力求生存的艰难历程。这一历程，习惯上把它称之为'百年困惑'。"[1]

傅海呐写道：他的文章"基于这样一个信念：传统的东方医学正趋消亡——不仅包括作为主干的中国本土，也殃及正欲发展的海外分支"。

若想更深入地理解如今中医在全世界的发展现状，我想这篇文章中的许多观点都值得深思。

◇◇◇◇◇◇◇◇◇◇◇

2011 年 8 月 29 日

火的能量

过去的几周里，我竟明显感受到了火，这在英国实属难得——在这里，夏季短暂停留过后，长夏便匆匆来临，甚至长夏才刚落脚，秋天又接踵而至。也许是因为我的火在夏日流逝前总是渴望补充更多的温暖和阳光，不过不管是何原因，我的确对火这一行有了新的认识。

以前并未察觉，现在却越来越发现，火的一举一动都散发着十

---

[1] 译者注：该文题为《当代中医的自医》，是李致重 2002 年 12 月 17～20 日在香港举办的"二十一世纪中华文化世界论坛"上的发言，此次会议的主题是"文化自觉与社会发展"

足的能量，他们的心中仿佛盘旋着暖暖春意，时刻准备播撒给每一个遇见之人。他们的笑容也是如此，充满着感染他人的暖意，与其他行羞涩、被动和更显内向的笑容截然不同。至今我才真正认识到，这至阳的一行中蕴藏着多少阳的能量，毕竟，它所属的季节是盛夏，一年中阳气的制高点。

我们常将火视为柔和的一行，也许是因为火总将爱赋予万事万物，而人们认为爱是一种柔和的情感。实际上，爱并不柔和，正如火总是给人留下喜欢奉献自我的温和印象，事实上也并非如此。我最近在 YouTube 上观看一些中国名人的视频，好让中国的学生有一些他们熟悉的范例，让我始料未及的是，这些视频让我大感惊讶，火的一举一动所发出的能量竟如此铿锵有力！再次观看中国钢琴家郎朗的视频，他演奏的方式格外清晰而生动。演奏时，他用强有力的动作向前面的指挥、周围的乐手以及四周的观众招手致意，仿佛想用自己的快乐将他们一一俘获。我把他与其他的钢琴家比较，发现有些人只是孤身静坐在钢琴旁，很阴，仿佛只是在静静地与音乐交流，很显然，在演奏的过程中，他们毫不在意周遭的世界。

因此，如果你是一位五行针灸师，且正在努力辨识火，请留心迎面而来的能量。然后将它与木和水这两种不同却同样有力的能量做比较。火总是热切地想要与你分享，而木却无此意，它的力量更像是要将什么强加于你。而水的能量推动则显得难以捉摸，时而轻柔，时而又如滚滚洪流，在其求生的急流中将你冲至一旁。

五行之别，表现各异，当我又一次惊讶地发现新的不同点，总能让我兴奋不已。

2011年9月13日

诊室失控记

　　做了这么多年的五行针灸，还是会惊讶地发现自己竟那么容易被病人左右。也许是因为我总想取悦别人（我的火想让身边每个人都高兴），便轻易去做一些自己并不情愿，并且最终意识到并不恰当的事。我的小肠也总是时时刻刻为他人着想，细想之后才发现对方的需求或许有些过分，可是已经答应了，只有后悔的份儿。

　　这一点体现在治疗中会表现为——我总是不能及时发现自己在某种程度上被病人操控了。作为治疗师我们都知道，当病人对接受治疗感到不安时，会试图反将控制权掌握在自己手中。这可能会表现为连重大手术都经历过的人却对区区艾炷的热量大惊小怪，或是拒不遵守治疗师的时间安排等。

　　说说今天发生的事儿。一位新病人，从进门开始就很不自在，并且硬要我把他下次的治疗时间安排在他所要求的日期，而那天的时间，我早就在本子上用大大的"把今天空出来"几个字做了标记。他离开之后，我分析着方才的治疗带给我的无力感，这才明白过来发生了什么。虽然我对自己这么轻而易举就败下阵来有些懊恼，也不得不一笑了之，因为我刚才对他的诊断是水，像往常一样，水又一次得偿所愿，而我这把火，又一次暂时性地被浇灭了。

　　显然，每一行的病人都会为不同的治疗师带来不同的挑战。我刚才遇到的难题，对于不是火的治疗师而言也许不在话下，但每个人都应仔细观察何种情形让自己压力最大，并从病人的五行上去追溯原因。正如刚才那个病例，这也是最终找到五行的极佳方法。经过对这个病人为什么让我感到不安的层层剖析，我更加相信我所面对的是水。

现在我的任务是争取下次治疗时重新夺回控制权，并确保我的火烧得更旺一些，把他强大的水烘烤成威胁小一点的蒸汽。这次对我来说是个很好的教训，也希望各位正在努力掌握诊室控制权的同仁们能有所启发。因为一旦失控，我们也就失去了帮助病人的能力。

◇◇◇◇◇◇◇◇◇◇

2011 年 9 月 29 日

好奇心是治疗师最重要的品质之一

昨日之事让我想到，有一种极为重要的品质是良好的五行针灸治疗师必须具备的——即便现在没有，也应尽力培养——那就是好奇心。是的，纯粹而简单的好奇心，说得更明白一点，我们应对我们何以成为我们、他人何以成为他人充满好奇。

这一感悟的萌生缘于昨天的治疗，一位同行让我帮忙看个病人。用她的话来讲，对于这位病人，"她总是找不到突破口"。她觉得这位病人一直跟她刻意保持距离，对她五行的判断也无法肯定。在我看来，她诊断病人为火应该是正确的。可以感觉到，尽管病人一直表现得十分友好，和蔼可亲，笑容可掬，实际上却把内心深处紧紧锁上，不让我们靠近半分。

为什么会这样？是什么让她的戒备心如此之重？这是需要探索

之处，而对她五行的诊断帮我找到了切入点。火最需要与人建立联系。它需要关系，尤其是性关系，正如土需要滋养，而金渴望自尊。她已数年没有与人建立过持久的恋爱关系，因为"我总是选错人"。我决定在这一问题上进行深入挖掘，于是问道："过去有没有某段恋情让你伤透了心？"得到的回答并不让人惊讶："是的，有过那么一次。"她第一段真正深入的感情持续了 3 年之久，本该结婚，却在婚期将近时发现他是个花花公子。由于所住的社区又小又密，她只能眼睁睁地看着他与闺蜜结婚，现在还有了好几个孩子。

当病人谈起这些时，观察她的变化非常有意思。能够将往事一吐为快，她明显感到释然，尽管讲述之时仍然充满悲痛，但随着灵墟这一穴位对其受伤之灵魂的复苏，再加上对她主导一行的进一步扶持，她的火已开始深层次的疗愈，不再需要建立起层层壁垒来保护自己。

这是一次疗效极佳的成功治疗，也是一堂课，教会我们不断提问直到深入病人问题的核心。而她的心结，也是在我坚持而温和的提问下才突破了防线，让她感觉足够安全，告诉我们尘封多年的往事。有意思的是，病人自己往往意识不到，多年前的往事竟会对他们现在的健康状况产生长远的影响，这位病人便是如此。表面上，她来治疗的原因并非那次失败的恋情带来的伤痛，而是身体症状（持续头痛），但我的提问让她逐渐意识到初恋的苦痛有多么刻骨铭心。

对五行的判断会指引我们所问问题的类型。例如，如果她是金，我也许不会问那么多关于关系的问题，而会问她生活的各个领域中哪方面让她最有成就感。因此，仅仅判断病人是火或金是不够的，我们还必须确切地知道，迄今为止是什么事情让火或金失去平衡，无法正常运行。要想找到答案，必须真正好奇病人的生活发生了什么，且不要害怕面对病人心中深藏的伤痛。有时候我会感觉自己到了"连天使也不敢涉足的地方"，但天使会在那里召唤我进入。

◇◇◇◇◇◇◇◇◇

2011 年 10 月 9 日
诊室控制权收复记：五行在病人和治疗师面前的魅力展现

本博客是 9 月 13 日发表的博客《诊室失控记》的续篇。

非常高兴，可以说这个病人的第二次治疗不仅让我重拾信心，相信自己可以保有在诊室的控制权，更重要的是，它又一次展示了五行的魅力——对病人而言，当他们开始痊愈之时，会惊叹五行的疗愈之力；而对治疗师而言，亦会再一次对五行的转化之力赞叹不已。

当这个病人再次出现在我诊室门口时，其变化让我眼前一亮。打招呼时明显没有那么拘谨，脸上还带着温暖的微笑，这是上次治疗时不曾有过的。他对扎针也不再那么害怕，还轻松地聊着这一周的工作。有意思的是，和上次不同，他并没有为他下次治疗的时间对我做任何要求。相反，他为工作时间与我的出诊时间相冲突而道歉。我和他之间的关系明显松弛了下来。我把这种变化归功于五行的转化效应，对病人来说，对水的扶持减轻了他的恐惧，而对我而言，这让我明白，初次治疗时我们之间的相互"威胁"，一则源于他的恐惧，二则来自我对这种恐惧的不恰当反应。

我又学到了！

◇◇◇◇◇◇◇◇◇

2011 年 10 月 19 日

中医所面临的危机

正在为去中国后该就五行针灸讲点什么做着准备，却发现这一任务异常艰巨。尽管多年来一直在谈论自己有多么热爱这份事业，然而在一群新的听众面前，又该如何表达这份热忱？尤其他们又对五行早就有了极为深入的理解，我又如何才能讲出新意呢？

而今天，为了寻找切入点，碰巧看了一个精彩的视频，是一位来自中国的中医大师讨论现今中医所遇到的问题，让我茅塞顿开。他谈到如今中国的中医所遭遇的"标准化进程"，他说，正是这一点让"深妙的中医变得浅薄"。"浅薄"一词唤起了我的共鸣，对于中国乃至整个世界中医的现状，此话可谓一语中的。这是一个将中医"黄化"（etiolation）的过程。黄化，正是我一直想用的词语，刚才突然浮现在我脑海中，这样的灵光一闪经常在我写作时发生。字典里将"黄化"定义为"使植物在无光的状态下生长，导致叶片发黄"以及"呈现病态的颜色"。这个词生动而真实地反映了如今中医所面临的危机，世界各地无不如此，其发源地中国亦不能幸免，此举乃是对中医之生命力的扼杀。

所以，下周我飞往中国后，希望能尽我的绵薄之力，为那里的中医教学增添一抹鲜亮的色彩和光亮！

2011 年 10 月 25 日
终于要去中国啦！

这是我启程去往中国前的最后一篇博客，随后的三周将无法更新。这三周发生的新鲜事儿定会让我应接不暇——不仅因为这个国家如此广袤且又人口众多，更让我期待的是，我所操持的针法两千多年前正发源于此，而我即将触碰到那片土地的灵魂，将是多么美妙的时刻！

如果将针灸比喻为枝繁叶茂的大树，我愿将我和其他五行针灸师比作枝干上的小小芽苞。我深知，我这颗嫩芽将因拜访它的古老家园而得到滋养，也希望我的到访也能为它的根脉奉上一丝供养。

希望在南宁和北京做讲座时，都能以中文开场，向大家致以问候，因此，我正在临阵磨枪，反复操练那几句问候语。不过，万一到时突然怯场，安全起见，我还是会改口说英文的！

期待回来之后向大家汇报此次中国之行。

2011 年 11 月 16 日

有关中国之行的第一篇博客
（11 月 13 日周日回英国前写于长城）

该说些什么呢？我现在正坐在中国的长城之上，气喘吁吁、心潮起伏。让我气喘的是长城陡峭的台阶，让我心潮起伏的则是来中国这两周里所发生的一切。我也正在努力梳理这些天的经历，好在博客上用恰当的语言与大家分享。

我现在唯一能说的便是，就各方面而言，这都是一次感人至深、富于启发、温暖人心以及硕果累累的经历，五行针灸因此而在中国声名远播。约有 500 名与会人员来到北京听取了我的讲座，现在，他们正带着对针灸的全新思考走在回程的路上，对他们来说，这是一门需要用心琢磨的全新针法。

有太多经历想与大家分享，且待我后天回伦敦后，好好整理思绪。

2011 年 11 月 20 日

生机盎然的针灸图景

如今的英国针灸界，举目皆是萎靡之象，放眼中国，却是一派生机盎然的图景，怎能不让人激动万分。整个经历中最让人惊叹之处在于，不像那些西方初次接触针灸的人，这里的人们对五行早已了然于心，只需稍加点拨，便能很快了解五行针灸的原理。

教学的部分主要集中在南宁，这座城市位于中国南部，隶属广西壮族自治区。教学的地点为同有三和，这是一所新成立的传统医学中心，由我的邀请人刘力红教授创办。大部分时间里，班上有多达50人，其中约有15名专门学习五行针灸的学生。

长达九天的课程中，我们为许多人做了治疗，有的是一对一的治疗，有的则是课堂上的带教。课程结束后安排了两天的休息时间，我们去往桂林，并顺着漓江来到阳朔。游览于山水之间，赫然映入眼帘正是我多年前为《五行针灸指南》所选的封面，心中抑制不住地感动。这又一次证明，万事万物都是圆，兜兜转转又会回到原点。

然后，我们北上北京参加一个传统医药的会议，在那里，我为约500名听众做了报告，让我受宠若惊的是，每位听众都手持一本中文版的《五行针灸指南》，这本书被作为会议资料发放到每个人的手上。讲座过后，大家都纷纷要求我签名和合照。

讲座取得了强烈的反响，大家都不停地询问："哪里可以学习五行针灸？"是呀，哪里呢？即使是在英国，这么多年来也难找到真正好的教五行针灸的地方，在中国则更是难上加难。不过，我相信像中国这般锐意进取的国家，定会找到办法。对于那些有着坚定决心，渴望踏上五行针灸之路的人们，我愿意继续陪伴你们走下去。

就在此时，我开始考虑是否有必要为我的中国学生编写一本《自学手册》，因为通过五行针灸，他们已经初步领悟到针灸对"神"的态度——"守神"乃针刺之本，而要恢复这一根本，目前却明显缺乏足够的五行针灸师资来满足中国日益增长的需求。因此，我逐渐开始着手编写《自学手册》，期间数度修改，目前已作为"附录"收录在我的新版《五行针灸指南》一书中，新版《指南》与旧版相比做了较大幅度的调整。

◇◇◇◇◇◇◇◇◇◇

2011 年 11 月 25 日
我们将去向何方？

很多人都在问我，在中国哪里能找到继续学习五行针灸的地方？这让我不得不认真思考：在目前的基础上，如何才能因地制宜，让五行针灸在这片充满希望的全新土壤上生根发芽呢？

在南宁已有一个约由 15 位学员组成的小组，他们将成为未来五行针灸学校的核心力量，我们的首要任务是先集中精力将他们培养出来。最具挑战的工作在于，我必须制定出一个教学计划，使之与小组中各位成员的不同水平层次相符。这一计划的制定成功与否，将直接影响到他们的学习进度以及能否很快充满自信地将五行针灸运用到临床治疗中去。

眼下的困难虽多，对我来说却是一个激动人心的全新挑战。

◇◇◇◇◇◇◇◇◇◇

2011年12月3日
五行针灸治疗之简明指南

在好友彼得·艾克曼（《沿着黄帝的足迹》一书的作者，此书详尽地记录了针灸从东方传向西方的历史，在我看来，在这类书籍中此书堪称最佳）的鼓励下，我开始构思一本新书，内容为面对新病人时，五行针灸师在最初几次治疗中应当考虑的问题。撰写此书并非我的初衷，因为这在我看来有些多此一举。我想当然地以为每位五行针灸治疗师都知道，开始时应以简单为要，将精力集中于所选择的一行上（我称之为护持一行），以观察它是否对这样专注的治疗有所反应。然而，这样的观点或许只有曾就读于华思礼位于莱明顿的学校的人才会认同了。那时皆以华思礼的思想为主导，而如今当我教那些刚刚取得针灸师资格的学生时，却深感不复当年，惊讶之余，隐隐有些担忧。

我发现他们经常会迷惑，不知将注意力放在何处，而我们从来不会如此。让我失望的是，太多人抵不住诱惑，认为需要为这门精纯的针法加点什么，五行针灸的教学中也渗透了许多其他的技法，在我看来，最具危害的想法便是——得往五行中掺杂一点现代中医的元素，好让这些格格不入的方法来影响五行。如此一来，无论是病人的五行还是治疗师都会感到迷惑，不知治疗的重点应集中在哪里，我在很多向我请求帮助的治疗师身上都看到了这样的困惑。

因此，尽管多年前并不需要这样的书，因为在每一位五行针治疗师的心里，治疗初期采取简单而集中的治疗态度是根深蒂固的思想，现在却仿佛亟须有人带领大家从治疗的迷惑中走出来，重新确立这一每天指引着我治疗的美妙而简单的原则："守住一行，让它的反应告诉你治疗的是否为正确一行。"

因此，从今天开始，在兼顾其他工作的同时（《灵魂的守护者》一书的重印，翻译伊丽莎白·罗夏德拉弗的《关于中医的101个重要概念》(*101 Key Concepts of Chinese Medicine*)，以及近期的工作——为中国学生制定远程教学计划），我将用清晰、不易误解的方式，分不同的五行，写下每一位五行针灸治疗师在治疗初期应当采取的简要步骤。让我高兴的是，这对我在中国的教学也是非常适用的。

◇◇◇◇◇◇◇◇◇◇

2011 年 12 月 12 日
为中国学生设计五行的远程学习模式

为中国学生制定远程学习计划非常有趣，因为和欧洲的学生相比，他们有着完全不同的起点。首先，五行对他们而言早已深植于心，他们对其有着更为深入的理解。在他们的成长过程中，五行可谓无处不在，而对于欧洲学生而言，这只是奇怪的舶来品。另外，中国的学生大都训练有素，熟悉各个穴位的定位，对进针等治疗技巧也熟练有加。因此，在治疗技术方面，他们起点更高。

然而，西方视为理所当然的部分，即治疗师对患者的态度，他们却明显不足。在南宁授课的日子里，我经常听到刘力红强调我与病人在一起时的感觉，并以"慈悲"称之，这让我颇为惊讶。回顾我的治疗，发现我的确将医患之间的温暖关系视为治疗中最为基础的部分，并强调这一切从医生与患者最初接触的那一刻起便应开始，而对于那些在中国观察我治疗的人而言，这却是全新的领域。毕竟，与病人建立起密切的关系正是五行针灸师努力的核心，如此他们才能感觉足够安全，从而逐渐放下自己的面具，展现出五行最真实的样子。

因此，我打算给学生上的第一堂课便是诊脉，没有它，后续治疗将无法进行。我的目的在于鼓励大家运用这一最基本的技巧来作为锻炼与病人进行适当身体接触的第一步。这便是我不赞同单手诊脉的原因。因为必须双手并用，才能充满温暖和爱意地将病人的手握在医者手中。感受脉象时，务必将华思礼的教诲谨记于心：感受每一部脉，都应问候。"小肠，你今天好吗？心，你今天好吗？"有此念在心中，脉诊便绝无可能沦为西医的模样——只是机械地计算脉搏的次数。

我的第一课已经通过电子邮件发送给中国。第一堂课的内容为木的特征，以及如何通过观察我曾在他们面前带教过的病人去感受木的特征，还在网络上找了一些五行为木的中国名人让他们观察。我还告诉他们不要只记穴位的名称，因为穴位名称只反映了单个穴位的重要性，却不能说明它们在经络上彼此之间的关系。在西方，我们用数字来为穴位命名，比如XI 1～45，这样的方法不仅使穴位有了相互关联，也让它们与所在经络的联系更为紧密，而这一点是现代中医不甚关注的。

让我深感高兴的是，我还做了一个决定——在中国的教学中也沿用在莱明顿学习时的传统，用罗马数字表示十二官，比如I代表心，按照经络顺序依此类推，XII代表脾。不幸的是，现代中医却丢弃了这一传统，将肺经列为经络的起始，这样的调整毫无必要（如果您去查阅 20 世纪 50 年代传至英国的原版文献，你会发现位居十二官之首的永远是心）。心君的废黜，正反映了现代中医治疗中缺少对"心"的重视，而刘力红邀请我这团火（而且是君火）来让教学更具温度，也反映了他希望学生在治疗时多用"心"的愿望。他多次在学生面前提到"我们这里需要多一点火"。

这样一来，心重归它所应属的地位——十二官之首，君主之位。幸运的是，与以往的学生不同，中国学生告诉我他们已经熟悉罗马数字，这让他们的学习可以简单一点。

下次课的内容将是火，并讨论触摸的重要性。

◇◇◇◇◇◇◇◇◇◇

2011 年 12 月 15 日

我来自于一颗爆炸的恒星

翻阅今日的《卫报》，在各种当今世界的负面新闻中偶遇一则令人振奋的消息，不禁会心一笑。文章的内容与外太空一颗爆炸的恒星有关，标题为"最初……超新星产生了生命要素"。

"了解这些巨型爆炸如何创造和混合物质至关重要，因为构成地球乃至我们身体的主要元素正来源于超新星。比如，超新星是宇宙中铁的主要来源。'所以，我们都来自恒星爆炸的碎片。'牛津大学的马克·苏利文说。"

我来自恒星爆炸的碎片——真喜欢这样的想法。

◆◇◆◇◆◇◆◇◆

2011 年 12 月 28 日

只是一碗汤药?

感谢一位南宁的学生对那些工作于忙碌的针灸科室,每天需要治疗大量病人,却渴望抽身出来尝试五行针灸治疗的人所做的敏锐观察,我将她的信件引用如下。她的话让我深思,如何才能在不影响他们生存的情况下,帮助这些中国学生顺利过渡到五行针灸上去呢?

"用五行针灸的话,我一个半天只能治疗 4 到 5 位病人。对于现在的门诊需求量来说,这样的数量太少了,不可能治疗完所有病人……我一个半天得接诊 28 位左右的病人。"

她接着说:"尽管这样一来可以看更多病人,而真正能够治疗的却是非常表浅的层面。我们没有时间去探寻或了解他们问题的真正根源。如今我们所处的时代,每个人都背负着沉重的思想负担,他们的身体症状,往往来源于这些内在的问题。我们需要给予病人的不应只是一碗汤药,而应找到一种方式,让他们的精神也得到滋养。"

可以理解,在有些医疗体制下,医生需要以尽可能快的速度治疗大量病人,对于他们来说,过渡到五行针灸上去颇有难度,因为五行针灸与其他治疗方法不同,它对与病人建立长期的一对一的关系尤为重视。"一碗汤药"与"精神滋养"这两种治疗态度,看似不可调和,我却并不这么认为。定有某种方法,能让我在伦敦的日常治疗方式也与繁忙的门诊相适应，这一想法已得到一些同行的证实——斯里兰卡的洪灾过后，他们面临着巨大的治疗压力，每天需要治疗的病人数量与我南宁学生的门诊量不相上下。现在轮到我来帮助我的学生们如何找到最佳的方法来适应治疗。

论及此处，很有意思的是，翻译伊丽莎白·罗夏德拉弗的《中医的 101 个重要概念》一书让我更加坚定地认为，对于 2000 多年前的中医先辈们来说，"汤药"之中也含有最为重要的"精神滋养"。"身体"与"精神"，从来都被视为密不可分的整体。可悲的是，在现代中医里，这样的传统已经荡然无存，在那些病人流动率高的地方则更加明显，仿佛病人的精神已与健康无关。这也难怪，与他们所持的针法相比，我的中国学生会发现使用五行针灸能取得更快的疗效。

2012 年博客

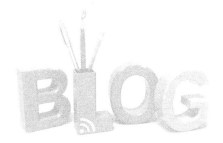

五行如何决定人的一生，对此的理解让我对人类行为有了无数有趣的认识，我的博客集即以此为基础。尽管开始时担心自己写博客的兴趣会逐渐消失，不过，只有对人类同伴的兴趣变得荡然无存时我才会搁笔吧，只是我现在还无法想象会有那么一天。

2012 年 1 月 5 日
为何不宜为朋友治疗

最近被叫去为两位朋友做治疗，一位是我的密友，另一位则是朋友的朋友。他们都不愿意去找另外一位针灸师，且都处于重压之下。

到底该不该为朋友治疗？一直以来，我的原则是怎样的？我不得不就这一问题进行认真的思考。我们都知道，理想的做法是不为家人或朋友治疗。与他们关系过密，反而难以做到客观，无法看到他们最为真实的一面，也不能发现他们真正的问题所在。我们常常误以为足够了解对方，可以跳过应有的诊断过程直接做治疗。然而以往的经验告诉我并非如此——我常以为某个熟人是这一行，而许久过后，认识到他的另一面，才不得不改变看法。这样的事情就曾发生在一个亲戚和一个好友身上，我曾将他们定为某一行，而如今回头再看，我想我当时只感受到了自己觉得舒服的部分。后来意识到自己的错误时，才发现自己几乎是故意把他们让我感觉不舒服的地方忽略掉了。从中吸取教训后，我便不愿去治疗那些与我关系密切的人，除非别无选择（比如，他们周围实在没有其他的治疗师，或者他们住院了，不得不去治疗）。

对家人而言，不管为他们治疗有多么不明智，我们之间的关系也不会因此而改变。而朋友之间的情况就大不一样了。我与那些不得不治疗的朋友的关系总会因治疗而发生改变——并且不是朝着好的方向。通常的结果是，朋友现在只把我当治疗师，即使不治疗的时候也希望我继续充当这样的角色（比如在社交场合讨论症状或疗效）。更极端的情况下，连友情也岌岌可危——一位好胜心强的朋友不愿我占据上风，还坚持认为我的治疗让她更糟糕了。最后，我既失去了她这个朋友，又失去了她这个病人，因为我们都找不回过去那种融洽的关系了。

至于文章开头提到的那两位病人，现在我终于把那位朋友以及朋友的朋友转交给了一个同行，不禁心中释然，因为我知道这样做是对的。这对我来说并非易事，因为我的第一反应是帮助任何寻求帮助的人，不去插手是需要意志力的。

◇◇◇◇◇◇◇◇◇◇

2012 年 1 月 5 日
"生活如行走于危险的刀锋之上"

终于有空坐下享受片刻的清闲时光，随手拾起今天的《卫报》，正好读到女演员希安·菲利普斯的访谈。当被问到"你得到过的最好的建议是什么"时，她回答："桑德斯·刘易斯，他是伟大的威尔士诗人，也是我的朋友。当我放弃威尔士的生活前往伦敦时，他写信给我说：'如同行走于危险的刀锋之上，这便是生活。'然后我想：好的，就这么办吧。"

"生活如行走于危险的刀锋之上"，甚爱这样的形容。这句话包含了某种我认为大有必要的品质——即使前方命运险恶，也泰然接受之。

2012 年 1 月 8 日

几条让五行针灸师轻松一点的小建议

别着急！别担心！

第一条是对病人有慈悲心。慈悲意味着"感同身受"。越懂得病人的感受，越理解他们，便越能尽快找到指引他们生活的那一行。如不用心与病人的感受发生共鸣，将无法真正领会主导其生活的一行。

不要急着去寻找正确一行！五行会等待你去发现，随着时间的推移，会愈渐清晰。无论哪一行，只要集中精力，给予主管穴这一层次的简单治疗，它们都会喜欢的。

不再急着去判断五行时，才能放松下来更好地了解病人。这样便有了足够的时间去观察病人治疗后有无变化，以及是否该继续治疗这一行。

不要以为病人一定期待速效。病人欣赏的是医者表现出的关心和对他们深层次的关注，他们会因此而不断回头找你。西医诊室和医院候诊大厅往往缺乏人情味，相比之下，医生的温情便显得出人意料且不可多得。这样的医生跟他们约时间治疗，病人高兴还来不及呢。

任何一次治疗，最重要的不在于花在身体治疗上的时间，而是用于了解、观察病人以及帮助他们习惯于你的时间。病人不会去数你到底扎了多少针，他们只会评估你对他们有多大兴趣，以及有多关心。

把每一次治疗当作与五行的对话。治疗师的责任在于尽力理解五行所给出的回答。

无论治疗哪一行，都至少治疗四次。如果每周治疗一次，那么就有至少三周的时间来观察这一行的反应。

如果你不确定该治疗哪一行，不要在短时间内甚至同一次治疗中更换五行，这样只会让五行更加迷惑。

勿将身体症状是否好转作为评判病人是否改变的唯一标准。培养从整体去评价病人之变化的习惯，尤其是神与情志层面的平衡情况。如能更敏锐地观察到病人行为或外表的细微变化，则能更好地判断我们的治疗是否指向正确一行。

如果对五行有疑问，则应简化治疗，选择尽可能少的穴位。勿以治疗穴位的多少来评价治疗成功与否。如果对治疗没有把握，胡乱添加穴位只能让自己更加迷惑。这时简单做一对主管穴可以帮我们清理思绪，只做原穴更好。这样可以助我们将精力直接而深入地集中在一行上，然后静候五行的回答。

不要花太多时间去诊断一些大的阻滞（内障，夫妻不和）。它们比你想象中更难发现。开始时没有发现也没有关系，如果没有得到治疗，它们只会越来越明显。熟练的治疗师能很快发现，而经验不足者则不可避免地需要花更多时间。由于疏通阻滞带来的成就感，新手可能会过度诊断阻滞。

◇◇◇◇◇◇◇◇◇

2012 年 1 月 12 日

"抬头看看星空吧，不要只顾着脚下"

这句话引自史蒂芬·霍金的演讲，我非常喜欢。我想，我们花了太长时间只顾盯着脚下，却忘了在那遥远的天际，星辰和宇宙正在召唤我们抬头仰望。

在读完上一篇冗长的博客之后，我想您会高兴读到这句简短而中肯的话语。

◇◇◇◇◇◇◇◇◇◇

2012 年 1 月 29 日

此刻之领悟

了解他人护持一行的秘诀，就在我们的内心深处。越能正确解读他人在我们内心唤起的感受，则越能理解引领他人生活的主导一行。

◇◇◇◇◇◇◇◇◇◇

2012 年 2 月 6 日

观察收音机和电视上人物的不同五行

英国正面临各种问题，我最近花在收音机和电视上的时间也多了起来。铺天盖地的负面消息让人不免心情沉重，为了放松心情，我开始自娱自乐，想了解是否有某一行与收音机或电视上的工作有关。

我最先观察的是报道新闻的记者。可以想见，能成为新闻播音员的记者需要抛头露面，为新闻代言，因此必须具备火和土这两行的某些特质，即喜欢与人进行温暖的交流。我也认为新闻播音员中正是以这两行居多。观察调查记者时则略为复杂，这一工作无须与观众有太多联接，而重在挖掘和搜查新闻线索。从事这一工作的人中，正如我之前所预料的，以水为主，金次之。而那些直接参与到行动中的记者则似乎更多是木。

下列名人恐怕只有英国的观众，尤其是经常关注 BBC 的人比较熟悉。不过如果您很感兴趣，想查找他们的视频，也可以在 YouTube 或视频提取（video extract）上找到。我也加入了其他名人，比如体育明星和政客的名字来扩充名单。

名单如下：

木：Kate Adie（前战地记者），Caroline Wyatt（现 BBC 国防记者），Peter Snow，Micheal Gove。

火：Evan Davies，Bruce Forsyth，Chris Evans。

土：David Dimbleby，Fiona Bruce，David Attenborough，Jon Snow，David Cameron。

金：Frank Gardner（BBC 国防记者）。应该还有更多，不过我暂时还没有找到可以加入此名单的人。

水：Robert Peston，John Humphrys，Jeremy Paxman，Gary Lineker，Arsène Wenger，Alex Ferguson，George Osborne，Ed Miliband。

有趣的是，水在这一名单中最多，这也在情理之中，正好体现了水想要到达顶峰并保持这一状态的志向和渴望。许多经常在电视上出现、为银行辩护的金融机构老总也大多是水。

2012 年 2 月 18 日

不要让阻滞阻碍了思维

在一篇近期的博客（1 月 8 日）中，我写道："不要花太多时间去诊断一些大的阻滞（内障，夫妻不和）。它们比你想象中更难发现。开始时没有发现也没有关系，如果没有得到治疗，它们只会越来越明显。熟练的治疗师能很快发现，而经验不足者则不可避免地需要花更多时间。由于疏通阻滞带来的成就感，新手可能会过度诊断阻滞。"

疏通出入阻滞及其他各种阻滞是五行针灸治疗的重要组成部分，其治疗效果极佳。发现阻滞比想象中困难。主要原因有二。其一，太多人认为只通过脉象就可以发现大部分阻滞；其二，更危险的是，人们总是以为自己的诊脉足够准确。脉诊这门技艺如此精妙，即使诊脉已近 30 年，我也从不会单靠脉象来诊断。我们常须提醒自己，手指所试图理解的 12 脉，体现的是另一个人身心两方面的独特综合。因此，这是一门技巧性强、讲求精确的技艺，需要多年谦卑的苦练方可成就。除了手指的感觉，还应结合其他与阻滞相关的指标来辅助诊断。

这些指标包括能量阻滞所导致的身体和情志两方面的表现。比如，看到病人总在揉眼睛或耳朵，或者眼角有白色黏液，甚至还没有摸脉，我就会想："啊哈！小肠到膀胱的阻滞！"或者他们会说自己胃胀或有鼻窦炎，我会想："啊哈！大肠到胃的阻滞！"如果注意到病人今天超乎寻常地易怒，我会考虑是否有木这一行的阻滞，即三焦到胆或肝到肺的阻滞。我也会关注病人的颜色，看是不是比平时要明显白一些或红一些。这些都是在警示十二官出现了异常，我会将它们与我的脉诊相结合。

最后，尽管老师总是教导我们夫妻不和脉可危及生命，因为它表示心正承受重压，但如果一开始没有诊断出来，大家也不必担心，并没有哪个病人因为我没有立刻诊断出来就真的死了。尽管一旦发现，就必须尽快纠正以缓解心的压力，但是如果病人没有明显表现出他／她正承受着巨大压力，我又怎么知道他／她有夫妻不和呢？

◇◇◇◇◇◇◇◇◇

2012 年 2 月 24 日

双手并用

最近一直在思考，为何有些针灸流派会主张用双手来进针和诊脉，而其他流派只用单手。在五行针灸里，或者至少当我在位于莱明顿的华思礼的学校学习的日子里，无论是进针还是诊脉，我们都会用到双手。带着这样的疑问，我决定多加观察自己的治疗，看看自己在做这些习惯成自然的动作时，究竟是怎样的感受，以及为什么用到两只手时我才会深感满足。

诚然，这一动作源自老师当初的教导，于是习惯成了自然，然而这并非全部原因。我想，最主要的原因在于，将针刺入穴位时，用双手将针夹持其间让我感觉更好。这样做的同时，我也与病人的身体保持着舒适的接触。诊脉时也是如此，我会用双手握住病人的手，靠在自己的身体上。我会尽可能地用双手来传递触摸所能带来的体贴和温暖。

如此诊脉和进针，并非只是想通过与病人进行身体接触来获取诊断信息。即使手指丝毫不接触病人的身体，也可以将针刺入皮肤，而诊脉也可以如我们在西医诊室里所看到的那样，纯粹采用体格检查的方式。在这里，没有人想通过触摸表达任何东西，而五行针灸与此截然不同，它非常重视经由我们的手传递的温暖和抚慰。当我观察他人单手诊脉和进针时，常可感到医生的另一手在极力远离病人，仿佛想让自己与所做之事保持距离。

我们的手可以，而且应当可以传递保护、爱或尊敬，可以平息怒火，也可以消弭恐惧，而这也正是治疗的目的所在——恢复五志之平衡。无论何时触碰病人的身体，不管是诊脉还是进针，抑或只是简单的温暖接触，都应当时时向病人传递这样的情感。

因此，每当我扎针或是诊脉，尽管看上去只是纯粹的身体动作，而一旦发自内心，则会变得深入起来。所以，那些想与病人的五行建立起更加紧密联系的朋友，如果目前还在进行单手操作，可以鼓起勇气尝试使用双手，不仅用来操作，也可以学着用这双手来表达对病人的关爱。

另外，疏通小肠／膀胱阻滞和大肠／胃阻滞时，每逢见到有人针刺眼睛附近的穴位，却不用双手固定住病人的头部以及确定眼球的位置时，我便大感心紧，万一病人动一下脑袋怎么办？关键是这是有可能的！据我所知，有些治疗师不敢扎这个穴位的原因也正是如此。而采用双手进针法可以让病人和治疗师双方都安心。

上天赐予我们双手，无论是拥抱他人，炒菜做饭，操作电脑，还是驾驶汽车，我们都会双手并用。为何针刺和诊脉时，我们却要毫无必要地将自己的另一只手弃之不用呢？

2012 年 2 月 27 日

让人深思的智慧之言

在今天的《卫报》上读到这样一句话：

"激进的巴西教育家保罗·弗莱雷（Paulo Freire）曾经问道："为了让明日能为今日之所不为，今日我们能做点什么？""

这一问题不乏尖锐，让我禁不住沉思。的确，我们每日之目标，便是能做点什么，让明天可以有所不同以及更加美好。

◇◇◇◇◇◇◇◇◇

2012 年 2 月 28 日

大卫·霍克尼：火的可爱范例

刚刚在 BBC 上看了画家大卫·霍克尼（David Hockney）温暖人心的访谈，让我从头笑到尾。我在想，是不是只有火才能画出如此妙趣横生的画来——紫色树干配上鲜红的树枝，看上去颇为荒诞。即使是冬天，在他的画笔下也充满欢快的色调。

或许有些轻率，不过我确实在想是否能通过艺术家们的作品来诊断他们的五行。例如，我十分怀疑，金会用霍克尼所使用的主色调来描绘大自然吗？抑或，他们会更喜欢秋天般的色调以及更为细致的明暗处理？

2012年3月3日

进针前用笔标记穴位

我清晰地记得，当我还是学生时华思礼曾说过，之所以需要在进针前用笔在穴位上做好标记，最为重要的原因在于如果第一次没有得气，下一次就知道在之前的位置上稍做调整了。我一直很喜欢这一做法，这让我对穴位定位更加放松，因为这句话里包含着这样一层意思：下针即可得气的情况很少，往往需要多试几次。我还记得他曾经说过，即使需要针很多次才得气也无妨。重点在于得气，而不必担心在这上面所花的时间。即使是现在，我也需要针两到三次才能得气，但我并不会觉得奇怪。相反，如果第一次就准确地找到了那个极小的位置，我才会惊讶呢！

如果你不太确定背俞穴的位置（我们都知道背俞穴的定位难度很大），那么，为了稳妥起见，祛邪时不要只把针刺入你所认为的位置，而是可以沿着膀胱经第一侧线在上下穴位上各刺入一针。这样则涵盖了所有的可能性。对于诸如祛邪这类重要的操作，与其假装背部穴位容易定位而错失某些穴位，不如接受背部穴位很难定位的事实。

标记穴位的重要性还表现在另一方面。经络并非单个的独立穴位，因此，最好能直观地看到穴位排列而成的线。如果将一段经络标记出来以助定位，则为自己提供了一个坐标，即使退后几步也可以清楚地观察到。这样站远一点来观察，你会发现错误的位置立刻凸显了出来。例如，你会发现膀胱经第二条侧线上部的三个重要穴位魄户、膏肓和神堂显得过高或过低了，或者灵墟穴的位置明显标错了，对于女性来说一般标在了胸部较高的位置，这可能是治疗师定位时没有让女性病人解开内衣引起的。

当然，从卫生的角度考虑，读者中也许会有人提出我们不应在钢笔做记号的地方进针。（不过，在数以千计的病人里，是否有人真的因此而感染了？）尽管如此，英国还是规定最好用小圆圈来标记穴位，并在圈内进针。也可以用手术笔来标记，不过这种记号很难擦掉，不能用于面部穴位的定位。

尝试各种办法来帮助自己准确定位是无可厚非的。我会继续标记穴位，不会觉得难为情。我还发现，这一动作能让我集中精神，仿佛标记之时，我已将自己的能量集中到穴位之上了。

◇◇◇◇◇◇◇◇◇◇

2012 年 3 月 9 日

为下一次中国之行做准备

目前正在为月底的第二次中国之行做准备，这次又将去往南宁进行为期两周的教学。能在这么短的时间内就回到中国了解学生们学习五行的进展让人非常激动，由于他们对我的第一次中国之行反响热烈，我也想给予他们更多鼓励。

他们曾建过一个专门的网站，我定期给他们发送课程，很多人都会下载课程努力学习。因此，很有可能到中国时，我可以看到他们更加自信地将自己新学到的五行针灸知识运用到临床中去。

另外一件开心的事情是，有人告诉了我《五行针灸指南》中文版最新的销售情况。让我又惊又喜的是，第一次印刷的 5000 册现已销售了 4500 册。目前书正在重印。想象着现在中国各地有 4500 个人正沉浸在五行的学习当中，多么美妙！

◇◇◇◇◇◇◇◇

2012 年 3 月 16 日
让病人的五行给我们惊喜吧！

发现自己结束了一天的临床带教仍然精力充沛总能让我欣喜不已，今天亦不例外。同往常一样，参加学习的学生大部分来自英国，其他则来自柏林、都柏林和荷兰，由于我自己也有欧洲其他国家的血统，因此非常享受他们的参与。大部分人都在我其他的课上碰过面，于是大家聊着彼此的近况，非常开心。

最重要的是，我能感觉到教室里的热情和诚恳，包括我在内，大家都真切地渴望从两位学员所带来诊断和治疗的病人那里学习到更多。

这样的教学工作也为我提供了一个浮动的基准，让我意识到这些年的临床实践教给我的比我想象中更多。可以感觉到，有些五行的特征在我眼中比其他学员更加明显。这总让我想起以前有很多很多次我把病人带到华思礼面前，他会说"火"或者"木"或者"水"，而我开始时怎么也看不到，后来才逐渐意识到自己对"火"或者"木"或者"水"之特征的认识过于简单，需要拓宽及调整才能与华思礼所教授的保持一致。

回想过去我也认识到，与判断正确相比，判断错误反而是唯一可以学习的机会。正如华思礼经常告诉我们的，虽然丢了面子，却解开了原有的疑惑，对神秘的五行又增添了新的认识。

学习五行，每个人都需要把这句话铭刻在心："谦卑，谦卑，再谦卑。"我们切不可自以为是，以为自己懂得他人五行之下深藏的所有秘密。学无止境，或许明天的病人又会为我们开启一扇全新的通向五行的大门，我们应当为此感到高兴，而我一贯如此。

◇◇◇◇◇◇◇◇◇

2012 年 4 月 24 日
第二次中国之行结束，写在回伦敦之前

我的第二次中国之行即将结束，我正坐在南宁的酒店里，任凭思绪飞扬，试着总结这次课程中我教给了学生们什么，而我又从这次经历中学到些什么。

除了一些重要的部分会为我译成英文，身边的人都在用中文交谈，而我总是竖起耳朵聆听。我惊喜地发现，我能越来越频繁地捕捉到那些曾在伦敦学过的词汇，它们从句子中一跃而出，就像我在这里的湖边见到的跃出水面的锦鲤。每当我听懂某个词语，谈话便好像慢了下来，不过片刻之后，句子的其他部分又变成听不懂的杂音，再一次沉入水底。尽管大体上还是一头雾水，只能听懂很小的一部分，但能开始从周遭的对话中听懂只言片语还是让我颇感欣慰。不过，离真正能参与到对话中去还差十万八千里呢！

言归正传，学生们这次所学的知识远超我第一次的中国之行，我们也为今后的学习共同制定了固定的安排。计划我每年来两次，而龙梅，作为整个五行针灸回归中国之旅的发起者，除了陪同我过来之外，或许每年还会多来两次。她的下一次行程定在七月，这样学生们就能在我秋天来之前有更多的时间巩固所学的知识。

这次又增加了大约五名学生，这样便有了20位专门学习五行针灸的学生。现在主要有两个组，分别以南宁和成都为核心，另外还有一位学生在北京独自撑起了五行针灸的旗帜。我们将进一步改进为我创建的网上论坛，他们还安排好每月定期会诊，共同讨论病人的治疗。

虽然我称他们为学生，但他们要么已是经验丰富的针灸师，要么即将获得行医资格，因此他们的针灸基础知识都已相当扎实。与英国相当水平的针灸师相比，可以说他们的基础更为牢固，因为五行是其生活密不可分的一部分，对五行的深刻理解仿佛是他们生而有之的财富，在这方面我们已经有了共同语言。而英国的情况却截然不同，记得有位学生在学习了半年以后仍在问我："可是我们怎么知道真的有五行这种东西？"这里却相反，生活通过五行这五种代表表达自身。

在这次为期两周的培训结束之前，学生们已经学会了许多五行针灸治疗的基础性技巧，比如不同的进针和艾灸方法、如何祛邪、驱除内障以及纠正夫妻不和等。最重要的是，我给了他们一个关于如何安排前四次治疗的明确的治疗计划，如此他们才能心中有底，知道开始时该如何去做。

我们一起看了30位病人，由于我想为每个学生都做一次治疗，我还额外治疗了至少25人。由于他们大多从未接受过五行针灸的治疗，我想，让他们每人都感受一次祛邪和护持一行的原穴治疗很重要。如何在教学的间隙安排这些治疗对我来说是一大难题，几乎将我小肠分类的功能用到了极限，不过我还是在最后一天治疗完了最后的三位学生。治疗的过程中我只改了一名学生的五行，而对于其他学生，我只能希望我的判断是对的，因为我飞回英国之后，接下来的治疗只能交给他们的同伴们了。

每天都过得非常充实：治疗病人，帮助学生治疗病人，或帮助他们学习一些他们需要的五行针灸技巧，比如赤羽氏试验以及如何在神阙上做隔盐灸。让我意想不到的是，隔盐灸居然遇到了地域因素造成的问题，由于南宁的气候非常潮湿，他们通常只用粗盐，盐粒结晶成了又粗又硬的块状，粗大的盐粒传热过快，我担心自己也许不小心烫伤了第一位病人的肚脐。作为中国人，她默默忍受着疼痛，从未抱怨，也许走的时候还以为这种疼痛是治疗中必不可少的部分。之后我们找了一些更细的盐，还想出了一个把米装进小棉布袋里使盐保持干燥的方法。

像往常一样，在如此有限及富有挑战的时间内想出各种办法来教学又一次让我获益匪浅。

◇◇◇◇◇◇◇◇◇

2012 年 5 月 13 日
延长治疗间隔时间中得到的教训

这周有两位病人让我对延长治疗间隔时间的重要性思考良多。

我们知道，在治疗的起始阶段，治疗宜频繁，约每周一次，让病人的五行可以逐渐重获力量，同时也可以帮助我们判断治疗的是否是正确一行。所以，在六次治疗之前，我们不必考虑延长治疗间隔时间的问题。

然而，之后的情况则较为复杂，根据病人的好转情况，我们需要考虑是否将治疗的间隔时间稍加延长。我通常会谨慎地与病人探讨此事，问他们是否可以接受更长的治疗间隔时间。这样的讨论可以得到病人对疗效的真实评价，有助于往后的治疗，同时，如果治疗并没有朝着他们希望的方向发展，这也是病人告知我们的绝佳机会。我们不应只依赖我们自己对治疗的评判，因为许多病人通常不愿说出心中的真实感受。

此处之要点在于：是否可以延长治疗间隔时间，应综合病人的意见。当我们把治疗间隔拉得更长时，我会询问病人将下次治疗安排到何时合适。这也正是这周的两位病人让我学到不少的地方。他们都是在我这里治疗了很长时间的病人，一位已经长达至少 15 年，而另一位已经有 20 余年。近几年我才让他们在觉得自己需要治疗的时候才联系我。查看病历记录时得知，他们都会隔很长时间才联系我一次，一位是一年一两次，另一位的间隔时间则更长。从病历记录上还可以发现，他们只有在自己状态非常低迷时才来，往往需要再做至少两到三次较密的治疗才能让他们重整旗鼓。尤其是这周治疗的这位病人，总是间隔过长时间才与我联系，来的时候情绪极其低落，需要大量扶持。

大约 18 个月之前，我决定换个角度看问题，以前我会觉得经过这么长时间的治疗后不该让他们来得更加频繁，现在我决定让其中的一位病人每隔两到三个月就来一次，我想这样的安排或许对他更好。他欣然同意了，由于他经济上存在困难，我主动减免了每次治疗的费用，使之与他目前的经济状况相符（他是一位自由演员）。新的计划一实施，他便立即从相对规律的治疗中受益，这周他告诉我，他的症状再也没有复发，并且感觉相当好，开始可以胜任更有挑战的工作，他觉得一切都应归功于这一新的治疗方案。

接着我又对第二位病人也做了相同的调整。而她这周也告诉我，这些规律的治疗对她面对生活中的变化有很大的帮助，而她也与第一位病人一样，将此归功于更为频繁的治疗。她现在每两月过来一次，每次都有让人惊喜的提升，她感觉自从改变治疗计划以后，生活便有了转机。我想，这主要与规律的治疗让她不再感觉自己需要一个人面对一切有关。

每位病人的需求都不尽相同。有些人非常清楚自己什么时候需要治疗，不过，根据我的经验，这样的病人毕竟是少数，而不知道该何时与我们预约的人更多。大部分人都应该更早寻求帮助，因此，我想治疗师有责任去决定在哪些病人面前他们应当采取主动，告诉他们应将下次治疗定在何时，而哪些病人可以让他们自己决定治疗时间。

我想，如果我早些年便懂得如此细致地为长期治疗的病人进行分类规划，也许能帮助到更多病人。回顾往日的治疗，如果我能更加坚定一些，并对如此安排治疗的好处有着更为清晰的认识，应该有许多病人能从中受益。所以，即使已是老医生，仍有新东西需要学。

简单的五行针灸治疗就能带来神奇的疗效，这是我喜欢记录的内容。下面这篇博客描述的便是另一个这样的病例。

◇◇◇◇◇◇◇◇◇◇

2012 年 5 月 22 日
诊室里的美好一天

有时候会对五行针灸的作用习以为常，但总会有那么一次或几次振奋人心的治疗，让我再次感叹针灸效果的确不凡。这也让我更加心怀感激，在我人生的后半辈子（我在 45 岁以后才遇到五行针灸）竟有如此机缘，可以从事这样一份事半功倍的工作——只需将这短短一寸的细软钢针浅浅刺入皮肤，便能触及我们每个人的内心最深处。

这样的事情这周又一次发生了。幸运的是，因为刚从中国回来，虽然体力有所恢复，但有点小病小痛让我心情稍显低落，而今天发生的事情对我来说正是一剂提神良药。

一个新病人打来电话，告知最近压力很大。他腰部疼痛剧烈，几乎让他无法动弹。这种情况下，其他医学学科可能会认为他需要做应急处理。如果对五行针灸的认识不够深入，有些五行针灸师也会掉入这一陷阱，因为不知为何，他们心里总认为五行针灸不能处理急症，需要从其他针灸流派中寻求方法来弥补这一缺陷。这一点我绝不认同，多年来我成功治愈了许多例急性疼痛的患者，而治疗程序与治疗其他疾病时并无二致。然而我们所有人，包括那些经验丰富的治疗师，遇到急性症状时都会因冲动而忘记了应有的治疗次第，第一时间想到的都是在疼痛局部找一个穴位来治疗。

我们都知道，五行针灸最首要，也是最重要的一步是传统诊断，然后是祛邪以及我们所选一行的原穴。传统诊断越详尽越好，首先与病人建立良好的关系，然后尽可能在第一次的交流中便找到病人生活的症结所在。对于急性疼痛的病人，最好缩短面对面谈话的时间，祛邪时可继续与病人交流，而且对于每个病人来说，这都是非常好的交流时机。在这个病人身上，很多事情都可以解释为什么背痛会在最近出现，并且这一次是旧病复发，第一次发作是在20多年前，当时他的父亲去世，此后他一直倍感自责，后悔没有趁父亲在世时与他冰释前嫌。我询问他这次背痛复发的原因，才知道原来最近他的母亲刚刚去世，又一次唤起了他以往曾苦苦压抑的悲痛。

尽管我将他的症状与其背景如此直接地关联在一起，看似有些牵强附会，我的病人却并不这么认为。他第一次治疗后的强烈反应也证明了这一点，因为之后的几天他都沉浸在极度的悲伤当中，让他重新审视与子女的关系，尤其是与儿子的关系。在我眼中最有意思的事情是，几天后第二次就诊时，他并未提及自己的背痛，我问起时，他才惊讶地回答说，是的，当然好多了。第三次就诊时，腰痛便完全消失了，用他自己的话来说，感觉简直"焕然一新"。

希望这个病例可以再次驳倒五行针灸不能治疗急症的错误论点。

针对针灸专业的读者们，以下我将列出我为他所做的前三次治疗的简单穴位，正如大家所看到的，所有的治疗，都集中在金这一行。

第一次治疗：

祛邪（肺俞及心包俞少量邪气）

合谷，太渊（灸3壮，针补）

听宫，睛明（小肠／膀胱阻滞，详解请见今天的第二篇博客）

再针合谷，太渊（不灸）

第二次治疗：

神阙（隔盐灸3壮）

迎香，承泣（大肠／胃阻滞）

经渠，偏历（灸3壮，针补）

第三次治疗：

膏肓（灸5壮，针补）

曲池，太渊（灸3壮，针补）

◇◇◇◇◇◇◇◇◇

2012 年 5 月 22 日

出入阻滞及疏通时机

之前对疏通出入阻滞的魅力做过描述。我想这是因为疏通类似的阻滞以后往往能迅速止痛，因此，我们都希望可以达到这样的效果。出入阻滞是五行针灸治疗中非常重要的部分，但我们不能因为对它的热情而过度诊断。

正如我在今天的第一篇博客《诊室里的美好一天》中所提到的治疗，祛邪之后我便立刻发现了小肠／膀胱阻滞。但是大家可以看到，我并没有立即疏通，而是先治疗了原穴。之后发现阻滞仍在，才予以疏通。大家也可以看到，我又以原穴结束了治疗，此乃治疗之要求，但只针不灸。治疗不宜过度，初次治疗时尤应如此。

之所以要先针原穴并待其起效，是因为祛邪之后我们应尽快扶持所治疗的那一行，并给予它时间来对这第一次的治疗产生反应。它努力为整个五行循环带来的平衡，往往可以减轻我们从脉象上感受到的压力，从而让我们感觉好像有阻滞。即使祛邪后感觉脉象上有夫妻不和，仍应采取这一步骤，即先针原穴后再决定脉象是否仍提示有。当护持一行开始掌握控制权时，左右脉的差异常会消失。

应谨记，诊断有无阻滞时不可太过信赖自己的手指，而应让五行先发挥其作用。当然，这并不意味着可以忽略阻滞，只是应当稍加等待，以确定阻滞的确存在。

◇◇◇◇◇◇◇◇◇◇

2012 年 5 月 31 日

一位病人针公孙穴后的反馈

我喜欢听到病人在体验不同穴位时的感受，所以，将一位土行病人针完公孙后的立即反馈记录如下：

"天啊，好舒服的感觉，就像一股暖流渗入整只脚里——像浓浓的液体。"

能在针灸之后如此快速地汇报治疗效果，并且形容得如此形象，这样的案例并不多见。不过，我自己在治疗时的反应也非常宝贵——每次只要一扎我小肠经上的穴位，我便会不由自主地嘴角和下巴上扬，露出微笑的表情——这便是火与喜相关的证据，如果需要证据的话。

现代社会对不同的五行造成了不同的压力。在下文中，我描述了战争年代的匮乏对我土这一行的影响。

每一行更容易受到与之相关的压力的影响，土则更甚，它乃生活之中心，而现代社会中，生活好似流沙，充满潜在的不安，土需要在这样的情况下为我们维持稳定，其压力可想而知。

◇◇◇◇◇◇◇◇◇◇

2012 年 6 月 7 日
我们与食物的关系及其所揭示的与土相关之内涵

最近从五行的角度就我们与食物的关系进行了诸多思考。首先，是缘于一位同行让我帮助她治疗一位厌食症患者；其次，是因为这次伦敦的周末狂欢让我意识到自己在吃巧克力这一点上所表现出的不平衡。

先来说说第二个原因。我常把自己对巧克力的特殊渴求归结于自己成长于二战时期，而当时商店里没有巧克力出售。为了躲避伦敦的空袭，我家二战期间大部分时间都住在当时被称为威斯特摩兰[1]的郊区。我们在鲍内斯镇的温德米尔湖畔租了一处鼠患成灾的小屋，外面的路边有一个老旧的贩卖食物的铺子，这个铺子战前就有了。透过橱窗，可以看到一个用于展示的盒子，里面装着明显是用纸做的巧克力，我们在那儿的四年里，盒子上的灰尘蒙了一层又

---

[1] 译者注：威斯特摩兰（Westmorland）是英国的一个地区，在 1889～1974 年曾经是一个正式的行政区划，之后被并入新设立的坎布里亚郡。

一层。我会把鼻子贴在玻璃上，一边看一边流口水，想象着把它们含在嘴里的味道。即使在战后很长一段时间，巧克力也只是限量供应，每人每周只能得到一小块。尽管现在我可以想买多少就买多少，我对巧克力的渴望仍然没有减退，我想这大概就是原因之一。有意思的是，虽然我不大会真的这么做，但如果给我一大盒巧克力，我很难保证不把它们一扫而光，大概是为了弥补多年前的缺失吧。

这虽然只是我的个人经历，里面却藏着一门重要的功课，即我们对土这一行的理解：土，决定我们与食物的关系，象征着我们的母亲以及温馨的家庭，属土之官包括胃及其他与食物相关之脏腑。说到这里让我们把话题带回到那个厌食症的患者。食物与母亲的关系密不可分，继而与我们儿时从母亲那里得到的身体和精神层面的爱抚、养育和喂养也密切相关，而这一点，则决定了日后我们的土这一行对待食物的方式。任何与吃相关的问题，不论是贪食还是厌食，都应将问题追溯到病人小时候的抚养方式上去。如果我们了解得足够深入，便会发现一些原因，足以解释为什么日后病人会形成这种对待食物的方式。就我自己的情况而言，由于生长在战争年代，曾经有很长一段时间，母亲都需要离开我们去伦敦帮助父亲工作，往往一去就是好几周，我们则只有被寄养在祖母家。有此经历，我与食物的关系便可见一斑了。

贪食或厌食症患者的体型变化其实可以透露许多信息。厌食症患者身体逐渐缩小至儿时的模样，随着体重的下降，肌肉逐渐萎缩，月经也停止了。而过度进食的患者随着块头的增长，则是朝着相反的方向发展：其趋势仿佛是不但要在身体里面装下自己，还要容纳下另一个人，他们可以深深沉入那个人的臂弯，就像家一样温暖舒适。其身体所蓄积的丰厚肌肉，仿佛可以在饥饿时为他们提供无尽的养分，只有当他们内心最深层次的需求获得认可和理解时，他们才有可能满足。

我们也许会认为，凡是土失衡的病例，都提示他们的护持一行为土，然而事实并非如此。所有五行，包括土，都会出现饮食问题。这周我看到的那个厌食症的病人是木，而我是火。不过，在每个病例中，不管问题根源之失衡何在，土都是承担负荷（精神和身体层面）的一行。

最后，由于饮食问题只是病人失衡所导致的结果，而非起因，把我们以及病人的注意力集中在食物的摄入量上是毫无帮助的，尽管许多治疗师在处理饮食问题时会倾向于如此。相反，我们应该帮助病人找到处理其问题根源的方法，要达成这一目标，我们需要扶持病人的护持一行，使其重获平衡。我常想，我对巧克力的渴望，应该与母亲经常不在家，以及害怕她在伦敦的空袭中会发生什么有很大的关系，而不是真的被那些杂货铺橱窗里的可悲的纸巧克力所吸引。

◇◇◇◇◇◇◇◇◇◇

2012 年 6 月 7 日

越简单越好

有意思的是，在帮助五行针灸师们提高自信时，我总是在不断重复"越简单越好"这句话。之所以需要不断重申，是因为我所说的似乎并不是大家想要听到的，他们似乎更愿意相信其反面，即越复杂越好，这实在出乎我的意料之外。

其原因之一在于，人们大多认为，所学之学科必须是复杂并且很难操作的才值得引以为傲。而鼓励治疗师朝着精简的方向努力，却好似背道而驰，如此一来，岂不是无以为傲了？除此之外，要相信最少的治疗可以达成最大的疗效着实需要勇气，而我对此深信不疑。

要做到简单，其实并不容易。莫扎特的钢琴协作曲可算世上最为纯美动听的音乐之一，而演奏过程中，钢琴家却只是穿插单一的音符来配合整个乐团的旋律。而这一音符早一小节或晚一小节进入，或是音调高一点或低一点，则整个音乐结构的完美平衡都将被打破。这些单音符看似连小孩都可以创作出来，却出自具有最高创作水准的人之手。

我想，在我们的工作中，也同样可以体现这种创造力。我们只需精选几个简单的穴位，然后，类似于音乐中用单音符收尾，我们也以主管穴结束即可，而无需用一大堆穴位对五行进行狂轰滥炸。况且，这些穴位通常是从一些讲穴位的书中随机选取的，而我对这类书颇有微词。治疗，应该如同音乐一般，允许其沉入寂静之中，正如我们应给予五行疗愈的时间，而不应接受太多来自我们的干扰。

◇◇◇◇◇◇◇◇◇◇

2012 年 6 月 24 日

走在大街上学习五行

这周我对火以及自己又增添了几分了解。我好像需要与每一个从身边路过的人互动，显然，我是想和他们建立起某种短暂的关系。

我甚至需要把自己拉住，才不至于脱口而出和他们交谈起来（聊聊天气，或人行道的路况，或者随便聊点什么）。这些互动可谓微不足道、转瞬即逝，而我居然花费如此大的气力，连我自己都觉得惊奇。如果他们愿意，我很想看到他们的眼睛，希望能得到他们的回应。既然仔细观察了自己，他们走过我身边时，我也同样做了观察。来来往往的人里，有的和我一样，直接望向我的眼睛；有的只要不撞上我，便对我视而不见；有的全然沉浸在自己的思考之中；有的小心翼翼让我从身旁经过；有的则完全无视我的存在。

无论身处何地，都需要与人建立关系——火是唯一有这种需求的一行，所以，在这个微诊断中，火是最容易被诊断出来的一行。而其他行则在相遇的几秒内较难被诊断出来，但我根据他们是否注意到我发现了各种线索。所以下次走在街上时，可以试一下以下"拇指规则"（好奇怪的表达[1]）：

火望向你的眼睛；

木急匆匆地走过；

土沉浸在自己的思考中；

金的目光越过你望向远方；

水或许会瞄你一眼并扫视你的周围（在这里以及其他情况下，水都是最难判断的一行）。

当然，无论我们是哪一行，都可能会出现以上任何一种情况，不过这些小线索对于帮助我们加深对五行的理解非常有用。

---

[1] 作者注：拇指规则在维基百科上的释义："这一名词据说来源于木工，他们不用尺子，而是用拇指的宽度（比如英寸）来进行测量，现代一般用于描述不确切，但可靠且方便的标准。"

最后，当我们拿着手机边聊天边走路时，以上任何一条都不再成立，不管是哪一行，都摇身一变成了金！将金（手机）握在手中，听着从悠远的天际传来的话语，又把我们的话语传回遥远的虚空，难怪只要一接电话，每个人都会换上一副金的表情，目光越过所有经过我们身边的人！

◆◆◆◆◆◆◆◆◆◆

2012 年 6 月 26 日
来自水行人自己的观点

刚收到一封从遥远的印度发来的邮件，来自一位护持一行是水的朋友，她在信中阐述了一些关于水的认识，让人深受启发。这封信写于她读了我的博客《走在大街上学习五行》（2012 年 6 月 24日）之后。

"读了您最新的博客，非常有趣。这些在特定情况下针对每一行的简短的观察，好记又好理解。而且，走在大街上，我确实是看别人一眼又马上瞥开的那种！我想这是因为我不想让别人知道我在看着他们，除非他们主动想交流。比如，如果他们朝我微笑，我也会自然而然地报以微笑，短时间保持这种交流，然后才望向别处。我常感觉自己好像是透明的，每个人都可以轻易把我看穿，每个人都想看透我的想法并加以评判。如果我本来在注意某件事物，我需要东瞅瞅西看看，才能将大部分人（除了那些我觉得跟他们在一起很舒服的人）的注意力从我原本所关注的事情上引开。我想这就是为什么其他人和水在一起总是感觉不安的原因之一。而且，我好像总需要不停地观察周围的环境以调节自己的反应和状态，这有点像水总是不断地变化着自己的形态。不知不觉中，水以它自己的方式耗费了大量体力和脑力（正如火总是因试图与外界建立联系而消耗，而其他行以他们自己的方式）。"

◇◇◇◇◇◇◇◇◇◇

2012 年 7 月 1 日

悲伤

当我们经历失去时，都会有一种悲寂和遗世孤立之感，下面这段，正是对此的优美描述。这段话摘自美国作家弗朗辛·普罗丝（Francine Prose）的著作《金色丛林》（Goldengrove），是关于一位年轻女孩怎样面对她姐姐的死亡：

"很多人（那些想要安慰的人）说了同样的话语，让我一度以为他们也曾有相同的经历，而我深知，在这座与冰川分离的冰山之上，我只有孤身一人……当他们流泪时，我也哭了，那一刻我几乎相信，我的冰山上也许还能再容下一人。"

◇◇◇◇◇◇◇◇◇◇

2012 年 7 月 5 日

穴位是信使而非信息

我在 6 月 17 日的博客《越简单越好》的最后一段中写道，我不喜欢那些将穴位功能列举出来的书籍。有些读者可能会对此感到诧异。下面我说一下理由。

我们必须谨记，穴位是其所在经络之出入口，并通过经络与更深层次的五行相联，每个穴位皆为小小孔穴，通过它，外在之能量可以进来并深入，而内在之能量可以被引至体表或向外。我们有时候会忘记这一点，因为针灸师的操作只在体表，而我们对经络的理解还停留在挂在我们墙上那幅二维经络图的层面。虽然我们将穴位作为针刺部位，它们真正的功能却是通过其所在的经络把我们通过针刺想向五行传递的信息传达下去。因此它们只是信使，而非信息本身。

那些将每个穴位的不同功能列举出来的书籍，会让不明就里的人困惑不已。如果使用得当，或许也能加深我们对穴位的理解，但我的确对里面的内容非常怀疑，某些地方竟然与穴位中文名称里所含的意义背道而驰，我不明白这是基于真正的临床经验得来的吗？让我倍感担忧的是，以这些书为依据来选择穴位——悲哀的是很多针灸师都倾向于此，会不可避免地削弱我们对于穴位与五行之间关联的认识，并很有可能让人误以为穴位功能高于五行。作为五行针灸师，一旦开始认为穴位可以脱离五行而具有独立的功能，则岌岌可危了。

我们万不可将信使与信息相混淆。如果治疗不理想，不能怪信使（我们所选择的穴位），而要考虑更换一下信息（穴位所在的五行）！

◇◇◇◇◇◇◇◇◇◇

2012 年 7 月 5 日

黑暗的日子过去啦！

　　过去的这些年里，我曾经历许多黑暗的日子，对五行针灸的未来近乎绝望。而现在，我可以欣慰地说，这样的日子终于过去了。如今，在消失数十年之后，整个中国都仿佛张开双臂迎接它的回归。不仅如此，在英国，五行针灸也仿佛重获灵魂，这也许与中国有关，也或许正是时代之魂的召唤。这样的迹象处处可见，倍感鼓舞之下，我将继续推动这一事业的发展。

　　在种种迹象之中，有件事情虽小，却有其特殊的意义。它绕着地球转了一圈，最后辗转找到了我，也说明整个世界的确是一体的。我有位年轻的学生兼朋友龙梅，她将我的部分博客翻译成了中文，并发表在她的微博上，这样便加快了它在中国以及世界上其他中文地区之间的传播，它还以某种形式与刘力红的博客相关联，而他的博客在中国有着很大的阅读量。一位居住在伦敦的年轻中国女孩便因为阅读了刘力红的博客来到我的课堂上，从之前打算体验五行针灸到现在想要学习它。

　　如果等得够久，你会发现，万事万物确实是周而复始的。

2012 年 7 月 16 日

消除有关艾灸的谬见

非常开心又从病人那里得到关于治疗成功的反馈，于是将这一病例与大家分享如下。

一位长期在我这里治疗的病人告诉我，她最近受到持续性绝经期潮热的困扰，已经有些时日了，她的护持一行是土。以下是我为她做的治疗：

中脘

膏肓（你也可以用阳纲，不过非我所爱！）

解溪，大都

所有穴位用补法并加灸。

病人对治疗效果大为惊讶。潮热当晚就停止了，并且再无复发。

潮热之人禁灸，持有此观点之人非常普遍，希望以上病例能有助于消除这一谬见。与此相反，潮热之人应灸之。潮热乃表象，在外表现为热，其里却实为寒。我怀疑三焦过度产热实为里寒所致，只是产热之部位有误。艾灸有助于将人体（以及灵魂）内部深处之温暖传送至经络系统，从而纠正这一失衡。

此即为热因热用。

2012 年 8 月 3 日

奶牛的社交

还没到 4 月 1 号呢，几天前我却在 BBC 上听到一则新闻，说某地的一所大学正在研究以下课题：研究者为奶牛佩戴某种装置，以观察它们是否喜欢共同反刍食物。他们将监测奶牛群居时产奶量是否会增高，而独居时是否会降低。

我想，尤其在五行针灸师的眼里，答案再明显不过了。想必快乐的奶牛会比不快乐的奶牛分泌更多的奶，正如快乐的人会比不快乐的人拥有更为丰盛的人生。

◇◇◇◇◇◇◇◇◇◇◇

2012 年 8 月 3 日

儿童的五行针灸治疗

简单的五行针灸治疗便能带来奇效，每逢听到这类振奋人心的消息，我总是乐于与人分享。最新的谈资来自一位朋友的案例，这也让我对儿童的治疗进行了更为深入的思考。

一位 11 岁女孩因严重的偏头痛前来就诊，治疗师判断其护持一行为火，以下为她的第一次治疗：

邪气：肺俞、心包俞和心俞大量邪气

相火之原穴：阳池、大陵

就在治疗的当天，偏头痛就消失了，之后也没有复发。几周之后她将再接受一次治疗（夏季时令穴：支沟、劳宫），必要时可以前来做不定期的巩固性治疗。

她的偏头痛出现在转校与许多好友分别之后，目前有个孩子正在欺负她。这些都说明她的火突然被置于重压之下，却不知如何面对。这便是造成偏头痛和大量邪气的原因。

这让我不禁想起曾为孩子们做过的治疗，他们身上都有邪气，且无一例外，而且这么小的孩子，邪气却多得惊人。这又让我思考起邪气，以及它的出现代表什么。为什么儿童反而会有那么多邪气，而许多病重的成年人身上有时却一点都没有？

我更愿认为这也许是因为儿童的失衡常在较为轻浅的阶段，时日尚短，尚未深入五行之中。老师常告诉我们，邪气是因为一行处于重压之下，为防损害其子，将削弱它的浊气通过相克的循环传递给其孙。如果处于重压之下的一行（此行并不一定是护持一行）有足够的能量用这种方式来祛除浊气，它将仍然足以维持较佳的能量水平。因此，祛邪有助于消除对五行的最初攻击，或许只有当五行遭受更深削弱时，才需要针对更深层面的更为持续的治疗。

治疗儿童时，治疗方案与成人相同，只是更为精简，治疗间隔时间也更长。即使在治疗初期，治疗频率也不应超过两周一次，做完少数几次治疗后，便应拉长治疗间隔时间。艾灸的壮数应比成人少（尽管有时为了减轻小朋友的恐惧，我常在自己身上先做演示，小朋友们总是觉得点燃的艾炷很有趣）。为了缓解儿童的压力，除了祛邪和疏通出入阻滞，一般只针一侧穴位。

我们也必须习惯给挣扎中的孩子做治疗！我会用短针，把针小心藏在手里，不让孩子看到。为大人治疗时我们会尽量安抚，告诉他们不必害怕，在孩子面前则不必拖延，而应快速进针。祛邪时，如果孩子还小，我会嘱咐父母把孩子抱在腿上，并在我进针时用力抱稳。孩子挣扎时，针经常会掉，因此进针时手务必要稳。

　　在这种情况下，诊脉通常相当困难！因此，我们应尽力而为，从各方面的信息入手。显然，我们不仅应尽可能久地观察孩子，还应向父母或监护人了解孩子的有关情况，且了解情况时需要尽量避免孩子在场。第一次治疗前，先与父母或监护人电话或见面沟通非常重要，所问问题与治疗成人时的传统诊断相同，这样有助于我们对孩子的生活以及家长的态度有一个整体的了解。

　　不过，有趣的是，孩子们对治疗的反应总是异常迅速。尽管他们会尖叫或挣扎，然而那个扎针时又哭又闹的孩子，却经常会在第二次治疗时冲进来对我又亲又抱，仿佛知道我帮助了他。

　　有一点非常重要，我们必须铭记于心：儿童之所以需要治疗，并不仅仅因为身体问题，而和其他病人一样，无可避免地有着更为深层次的情志因素。如今小学教室的架子上，摆放着一排排用于哮喘患儿的可的松吸入器，令人触目惊心，如果人们对孩子的金在当今社会所承受的压力有所察觉，那些吸入器应该都可以扔了吧。因此，如果我们被要求治疗儿童，则不应将目光局限在儿童身上，而应看到父母的问题，以及更广的、儿童所处的大环境的问题。

　　不幸的是，父母总是很少前来接受治疗，尽管我们可以很清楚地看到他们才是问题的根源所在。以这个小女孩为例，她的父母好像并没有意识到转学和遭受欺负对他们的孩子造成的影响。因此，他们没有做出行动去支持的孩子的心包，让她能更好地在校园暴力中保护自己。我们都知道，凌霸的一方总是找弱小的孩子下手，而她的心包越强大，越能更好地维护自己。

◇◇◇◇◇◇◇◇◇◇

2012 年 8 月 6 日

尤赛恩·博尔特：火！

尤赛恩·博尔特是再好不过的火的范例了。能让整个运动场的人大笑不止，更别提电视机外数十亿的观众，这样的人必是火无疑了。而且，扮演小丑正是他的拿手绝活。

奥运会让整个英国都被英式幽默照亮，除了享受这种欢乐，我也喜欢从五行的视角观察不同的运动员在竞赛的压力和快乐面前的反应。真让人禁不住感叹，五行的各式表达竟如此清晰可见，这么多人顶着压力出现在我们面前，没有比这更好的学习五行的机会了。

◇◇◇◇◇◇◇◇◇◇

2012 年 8 月 11 日

尤赛恩·博尔特之二：奥运会
上有关火的进一步学习

我在仔细观察尤赛恩·博尔特，想判断他是君火还是相火。目前我认为他是君火，或者按照我们五行针灸师的说法，他的致病因素（CF）为小肠，小肠为他的主导之官。

观察他的过程中，我不禁再次思考这两种火的不同。二者之间差别很大。记得曾经跟华思礼说起，我认为致病因素（护持一行）不止五个，而是有六个，因为火其实包含了两个，他点头表示同意。

据我观察，尤赛恩·博尔特是典型的君火，原因如下：

他可以同一时间处理多项工作，这是让我深感熟悉的君火才具备的能力，相火则难以为之。离 200 米决赛起跑只剩下一分钟的时间，他却仍在和身后的赛场志愿者聊得兴起，正是这一幕让我意识到这一点。很显然，他可以在任务与任务之间快速切换，却丝毫不影响自己的注意力。甚至，这可以让他更加集中于接下来要发生的事情上，即使这是奥运会的决赛。

他喜欢将快乐分享给所有人：赛后他与所有的参赛者闲聊，和摄像机对话，跑向人群和每个人交谈。要记得小肠是离心最近的一官，它想帮心表达喜悦，尤其在这些异常紧张的时刻。而杰西卡·恩尼斯却恰恰相反，赢得比赛时她反将喜悦收回，在整个七项全能比赛中，她都始终安静地处于自我专注状态。（我想她也许是金，非常安静和独立）

他对周遭发生的一切有着高度的觉察能力，知道哪个摄像机正对着他，当他知道整个世界都在看着他时，他会马上以玩笑和笑容来回应。他时刻都在关注着每一个人以及所有的一切，仿佛正在发挥小肠筛选的功能，将适当的信息传送给心。

2012 年 9 月 25 日

对另一个困难病例的思考

请注意博客标题并非"如何处理困难的病人"。病人本身没有难易之分，而是我们作为人，认为有些病例很难处理。对治疗师而言，这里有着至关重要的差别。正如莎士比亚所言："错误不在我们的星运（在这里可以指我们的病人），而在我们自己……"

现在开始介绍这个特殊的困难病例。这位病人是我帮另一位同行临床带教时遇到的。她是一位 35 岁的女性，行动需要轮椅。其病历显示，她儿时曾被诊断有自闭症和注意力缺陷，她的病史很长，还伴有很多其他的医疗症状，其中最主要的是她 8 岁时曾遭遇一次脊柱事故，导致卧床一年，10 岁时曾患过脑膜炎。

让我颇感兴趣的是，我注意到她看上去并不需要轮椅的帮助便能转移到治疗床上，在治疗床上翻身也并不困难。她的腿，也并不像有些行动不便的人那样发生肌肉萎缩。她穿着非常重的短靴，很像男人的军靴，光是重量就觉得与那种离不开轮椅的人极不相称。她随身带着一个五岁小孩才会有的布娃娃，并坚持治疗的时候放到自己身边。我还注意到其他一些匪夷所思的事情，让我不得不怀疑，她是真的无法自理吗？

由于事先从病历上了解到她的自闭，原以为与她交流会很困难，我却惊讶地发现，她的交流并没有问题，甚至还注意到她会趁我不注意时偷偷瞄我几眼。

她的五行针灸师同时也是她的西医医生，他的治疗仅依赖于她的医学诊断，而非更为全面的五行诊断。这两者的区别在于，五行针灸不会只把注意力放在身体状况上。他作为医生和针灸治疗师的角色有些模糊不清，不过这也情有可原，刚开始时，我也差点被她的西医诊断带偏了。

　　因此我和治疗师都暂时抛开她目前的医学状况，对她各方面的情况做了一些假设。她真的需要轮椅吗？她还"自闭"吗？

　　从我以上对她的描写中，所有五行针灸师应该都可以明显感觉到她需要做内七龙的治疗，因此我们从这一步开始，接着做了祛邪和我所认为的火的原穴。她理解非常迅速（尽管她不想表现出来她懂了），目光也十分锐利，基于这两点，我在想她是不是君火，不过不能完全确定。

　　治疗结束时我出奇地愤怒，有一种被她戏弄之感。我甚至告诉治疗师我不确定是否还有必要继续为她做针灸治疗，因为她看上去一直在操控局面，根本没有办法治疗下去了。

　　然而正是我的愤怒让我恢复了理智，随后我告诉治疗师我刚才的处理方式很不恰当。我没有采取正确措施，让她的治疗回归到正规的五行针灸治疗上去。我们本该在治疗完以后选个时间为她做一个适当的传统诊断，因此只有下次再继续了。我们还该让她示范一下自己能否独自站立和行走，治疗师也该多了解一些关于她生活的更细节的问题。我们甚至还不清楚她的生活状态。她是自己一个人住还是和家人一起？她有朋友吗？她平时一般都做点什么？

　　幸好还有挽回的机会。我告诉治疗师，他应该努力忘记轮椅这回事和"自闭"这个标签，一切从零开始。不管她是不是还和以前一样企图按照她想要的方式去控制他的治疗，他都不能再让自己回到那种治疗关系中去了。我的错误就在于允许她对我做了同样的事。

这是我们能够帮助到这位病人的唯一办法了。我们应该为之努力，而不是一走了之。她的确是在寻求帮助，也许一生都在求助——用她唯一懂得的方式。

将本文和我另外两篇博客放到一起看可能更有帮助：2011年9月13日发表的"诊室失控记"以及2011年10月9日发表的"诊室控制权收复记"。这两篇文章是对本文的补充，讲述了如何处理在治疗中遇到的其他问题。

我又学到了。

◇◇◇◇◇◇◇◇◇

2012年9月23日
生命中的得与失

有趣的是，我经常偶遇极具相关性的佳句。几天前，竟在一个侦探故事中读到这样一句话："事物要想平衡，必有得与失、进与退。这是唯一的生活之道。"

生活必须在得失之间（针灸师会称之为阴阳）去找到平衡，这样的想法深得我心。我们总是希望永远得到，这样的想法多么不切实际。接受有得必有失，方为更好的选择。正是这一必不可少的矛盾推动着事物的发展变化。时间总是兀自向前，让我们无法停留于自满之中，就像失总伴随着得，得亦伴随着失，正如阳长阴消，阴消阳长。

一本毫不起眼的侦探小说，却蕴含着如此深刻的思想，真是有趣的发现。

当我浏览着自己的博客，筛选可以被纳入书中的文章时，发现有一部分内容是我经常谈及的，即随着治疗和观察经验的愈加丰富，我对每一行的理解也日渐深入。那些书本中的观点，永远定格在我写下的那一刻，而博客中的短小片段，却会随着时间的推移而得到增补或修订，读者由此可以看到思想发展成形的过程。我自己亦是如此，如今再次阅读自己的博客，惊讶地发现在这一发展过程中，博客已成了激发我思考的平台。如今我第一次看到，与书本所代表的一锤定音的方式相比，这一过程有着天壤之别，如果有读者曾逐篇阅读我的博客，一定也有相同的感受。

◇◇◇◇◇◇◇◇◇

2012 年 9 月 30 日

我与金的关系之最新领悟

这周治疗了一位金行病人，让我对我与金的关系有了新的了解。治疗过程中，我一度觉得自己话太多了，且注意到病人只有在我的敦促之下才会发表意见。原本是双方的交流，却显得一头重一头轻，我说个不停，而病人，大部分时间却在聆听。

这让我有些纳闷，我与金的交流难道都是如此吗？我想答案是肯定的。回顾以往与金的互动，发现他们会听我说完再加入到谈话中来，金似乎都具备这样的特点。我把金的这一特点理解为金想先对我所说的做一番评估，然后再决定是否参与，以及怎样参与到对话中来。

于是我开始继续观察我与金的交流与其他行相比有何不同。与之相差最大的是火，因为，金在沉默中感觉最为自在，而火却正好相反，最不习惯这样的你不言我不语。火经常都是最先开口说话的那个，甚至连刚刚踏进诊室的那一刻都不放过，不过，由于我就是火，也是想抢话头的那个，所以到底谁先就看谁的舌头快啦！

与火一样，土也是话题的积极参与者，具体表现在他们想让听者明白自己身上具体发生了什么。与土的谈话有时候会变成他／她的独白，而非两个人的一问一答，除非治疗师很小心地插入话题。对木而言，如果他们有什么想说的话，他们也无须提醒就会开口，而且，他们会确保治疗师在洗耳恭听。木与土一样，如果治疗师控制力不够，对话也会变成独白。

最后，我与水的交谈通常颇具特点，我们之间的对话不像是一人说话另一人听的一问一答，而像是两个人在同时协调地喃喃自语。仿佛当水感到恐惧时，要想给予他们安全感，让他们感到被陪伴，声音所起的安抚作用大过语言本身。

当然，这些观察都基于我与对方交流的感受，其结果必会受到我的护持一行火的影响。因此，与病人交流时，每个治疗师都必须将自己的护持一行考虑在内，注意它会在多大程度上影响自己与病人的交流方式，以及病人与自己的交流方式。

从现在起，我决定把自己看紧点儿，自己在诊室里所说的话，应该是对病人需求的恰当反应，而非源自自身的不恰当需求。

◇◇◇◇◇◇◇◇◇

2012 年 10 月 6 日

水与各行关系之见解

刚收到一封从印度发来的邮件，是一位年轻的印度朋友在读了我 2012 年 9 月 30 日的博客《我与金的关系之最新领悟》后写下的评论。她的护持一行为水。她并非针灸师，但曾接受过五行针灸的治疗，因此对五行有着极大兴趣。

"您的最新博客勾起了我极大的兴趣，那些特点鲜明的谈话仿佛就发生在我眼前。

由于我并不擅长感知颜色、声音和气味（偶尔可以），谈话便成了我判断五行的重要方式。除了内容，我常会关注谈话的进展、对方说话的方式以及我自己的感受。

您说您描述的各行人在诊室里的表现与您自己的需求和性格有关，这一点我并不认同（不过也许从谈话的最后结果来看会有不同）。因为尽管我的护持一行是水，与每一行在一起的感受也与您非常相似。

我的意思是，一开始我总是不知如何与金相处，因为与金的谈话总是难以维持。我总觉得他们在评判我，是我无法让他们保持足够的兴趣。这样的情况下我会说更多的话（有时我也会沉默，不过这取决于我自己是愿意接近对方还是不愿理睬）。而与火在一起聊天则不同，我可以想到什么就说什么。虽然与金谈话有时候颇富成效，也总能让我大开眼界（金总是见多识广），却并不让人感觉轻松。

我与土在一起也是困难重重，因为土总是强硬地主导谈话方向，且很容易（且不合逻辑地）就否决一些事情，让我可能会小声嘀咕或抱怨（我只有在有了规避的打算、让土按照自己的想法来的时候才会说那些话）。从外表看来，土是如此强大的一行——我感觉他们散发出强烈的母性，却并没有让我想靠近，也并不温暖我。这往往是出于他们自己的需要，而不是因为感受到了我的，尽管他们的出发点是好的。

火是让我感觉最为舒服的一行。和他们在一起虽然并不是每次都感到放松，但总算不用为话题担心，我也知道很多火会真的在听。尽管他们的话也很多，但他们是很好的听众。

木又是难相处的一行，即使木并没有咄咄逼人，我的心里也总有一种潜在的紧张感，害怕它会突然或毫无预兆地出现。

水——我发现许多水都很难被发现！我的确也能发现一些，尽管他们的水看上去与我的有些不同，但我对他们的行为总能感同身受。我发现（尤其是最近）我的声音的确有种单调而低沉的特质，而且我确实会在别人说话时打断他们（我正努力改正，因为这是每个人天生就不喜欢的）我想有时候是因为害怕不能在有些事情上表达自己（比如话题会转到其他事情上或者别人没有听到我想说的话），有时候是因为想要分享某些东西的欲望太强烈，便不由自主地插话了。我想这是水的不同两面（正负或阴阳或不管怎么称呼）在驱使我，让我在谈话中有着看上去相似的行为，背后的动机却不同。"

将我对五行的理解分享出去，从而让他人受益，在日常生活中与周围之人更好地相处，这让我深感欣慰。苏耶姐，谢谢你的深刻见解。

◇◇◇◇◇◇◇◇◇◇

2012 年 11 月 1 日

全家的治疗

　　我经常告诉那些因棘手的家庭问题前来寻求治疗的患者，集中精力让自己变得更加平衡并非自私的表现，因为他们的改变会自然而然地波及身边的每一个人。我常发现，一个人的治疗，却带动整个家庭发生了惊人的改观。

　　这周便遇到一例这样的改变。一位病人所在的家庭关系紧密，过去的二十余年，她都被家人的各种需求折磨得心力交瘁，这次她却告诉我，以往那些纠缠不清的复杂关系，这六个月以来正在逐渐理顺。她逐渐意识到，以前都在为了满足家人而委曲求全，而现在她变得更加坚强，敢于要求他们也将自己的需求考虑在内。因此，她与父母、兄弟姐妹的关系都发生了改观，有些人让她感觉更为亲近，有些人则学会了敬而远之。而他们彼此之间的关系似乎也有所好转。

　　所以，从疗效上来看，我们做的实际上是家庭治疗师的工作。

◇◇◇◇◇◇◇◇◇◇

2012 年 12 月 4 日

从中国归来！

　　满怀谦卑地从中国归来。在西方，我们认为五行针灸的一切皆属理所当然。"灵魂（神）"一词已深植于我们心中，甚至无法想象治疗时，竟不将这一甚深的层面倾注于一举一动之中。中国现代针灸的理念却与之相距甚远，通过这三次中国之行，我才渐渐体会到我为其带来的一丝改变。"神"乃中国传统医学之根基，在过去的三十余年甚至更长的时间里，这一理念受到严重压制，在我看来，回归这一根基是目前中医最为迫切的需要。这一切首当其冲的推动者，便是我的邀请人刘力红先生。正因如此，他们认为我所能给予的，正是中国所急需的。

因此，我在那里进行了为期三周的教学和讲座。在我们的指导下，约60名患者接受了治疗（这次主要由之前来听过课程的针灸师们操作，而不是我和梅）。然后我做了两次大型讲座，一次是在南宁针对广西中医药大学的250余名学生，另一次是在成都的一个大型会议上，现场的大厅有300名听众，还有约200位通过视频观看。会场的氛围与去年相比大不相同。去年我的声音显得颇为孤单，并非因为无人捧场，而是缘于绝大部分听众对五行针灸一无所知。今年，我却如同置身于一群渴望学到更多知识的朋友当中。

渴望学习的人非常多！大家都在问哪里可以学习五行针灸，可是能教的人实在太少了！这对我和课程主办方而言都是挑战：主办方需要将学员人数控制在教室可容纳的范围之内，而我则面临一个更大的挑战，即以《五行针灸指南》中文版（此书再次被作为会议资料发放到了每一位与会人员的手中）为基础进行修订，使其具备远程教学的功能，这似乎是目前能想到的解决这一矛盾的唯一途径。我们也应鼓励大家自学，或者像20世纪50年代英国的针灸先驱们那样进行小组学习，尽管那是他们唯一的学习途径。我告诉他们，华思礼和他的同伴们每年只有零星几周的集中学习时间来满足好奇心，之后又各自分开继续探索。剩下的学习均有赖于他们自己的践行和决心。毕竟，经由这样的学习，华思礼形成了关于致病因素

（CF）在五行中之角色的独到见解，迪克范布伦（Dick van Buren）发展出了天干地支的理论体系，玛丽·奥斯丁（Mary Austin）则创立了自己的五行方法。在五行针灸回归中国的道路上，我鼓励大家都勇敢成为先行者。

幸运的是，他们在对五行的理解方面，起点比任何西方人都要高，五行早已融入他们的生命，如同血液一般真实，他们还可以逐字逐句地背诵《内经》上的原文。大多数学员都是已取得行医资质、治疗经验丰富的针灸师，我感觉他们在技术层面的水平比英国很多治疗师都高（不用提醒他们穴位名称和位置）。因此，他们从其他针法转为五行针灸会快很多，只需要对已有的技法，比如诊脉或进针稍做调整即可。

明年四月去中国的计划已定好，这次会和龙梅以及盖·凯普兰一起。学生数量会从现在的 50 人再增加 50 人，这样便共有 100 名学员了。最初的那批学员中将有一部分人开始把他们学到的教给新学员。因此，圈子将进一步扩大。

我现在需要调整好时差，接着开始制定出更系统性的远程教学方法，让中国的学生可以自行下载学习。多么激动人心的计划在等着我！

◇◇◇◇◇◇◇◇◇◇

2012 年 12 月 13 日

今日有关五行的思考

——我用于追踪五行的线索

上周在莱明顿新成立的学院——针灸学院（Acupuncture Academy）

度过了振奋人心的一天。第一次见到那里的新生，感受到了他们求知若渴的心情。

我与他们分享的内容之一是：那些五行印刻在我们身上的感官信号，尽管我们一再强调其重要性，但要掌握区分它们的复杂技巧，却非一蹴而就之事，因此，不必为此担心。刚开始学习时我非常乐观，以为可以轻易练就感知的本领，想象着三年的学习之后，我便可以很精确地对声音、颜色、气味、情感做出判断。

然而事实远非如此，实际上，临床工作好几年后，我才逐渐懂得什么样的气味叫作"臊"，或者什么样的颜色才能称之为土的黄色。然而每当我自以为掌握了某一行的表现，便会遭遇挫败，将这一认知推翻——比如，我会发现原来面色发红的人并不是火，而是失衡的木或土。就木而言，面色发红乃因母病及子所致，而对土来说，则是因为子病及母。而火的身上，从不会出现持续的深红色。火的红色会如火苗的闪烁一般时隐时现，而不会一直保持。

正因为亲身体会过准确感知五行之感官信号的困难，便认识到对五行针灸的初学者来说，不宜过度依赖感官印象，否则很有可能产生误导。相反，我试着强调五行还会通过其他方式展示自己，还与他们分享了这些年来我积累的观察心得，正是这些观察助我弥补了感知能力的欠缺。例如，不同的五行，其面部表情也有细微的差别，我已总结出一套自己的方法来帮助我更好地识别出某一行。将其列出如下，希望能对大家的诊断起到辅助作用。

木：看他们的眼睛（这应该是可想而知的，因为从各方面来说，木都与视野相关）。木的眼神很直接，常带着挑战的意味，仿佛在要求我回应。第二个特征是嘴巴和颈部肌肉很紧。

火：看眼角的笑纹。无论是哪一行，当他们开心，或是想假装开心的时候都会笑，但唯有火在笑容消失很久之后，笑纹却仍在。我可以在自己身上感受到这一点。我喜欢用笑容来温暖自己的心，常在独自一人时将此作为自己的"安全毯"。如今我常用笑纹来辨识火，它意味着笑容正呼之欲出。

土：嘴巴——往往微微张开，或者即使没有张开，看上去也像是想要张开，仿佛在乞求食物。

金：像木一样，也是眼睛，不过与木的眼神完全不同。木仿佛想要与我建立某种联系，而金却截然不同，即使看着我，也仿佛穿过我望向远方。

水：同样也是眼睛，不过，眼睛的运动更能暴露水。他们不似金眼神中的沉静或木之凝视背后的力量感。相反，他们的眼神闪烁不定、四处扫视，仿佛在动个不停，时刻准备着察觉危险并予以规避。

如果方法用尽都无法找到病人的五行，那么可以试试以上基本线索能否有所帮助。感官无法帮到我时，这些方法往往尤其有用。而且随着你的进步，你也能找到属于自己的指标作为补充——可以是走路、说话、伸手让你诊脉，或是躺在治疗床上的特点。既然我们的言行举止皆是内在五行的反映，那么身体与灵魂的每一部分则都能体现护持一行的特点。我们只需足够耐心，给自己时间形成属于我们自己的诊断线索。

每个病人都会教给我一些有关五行的知识，即使是现在，我也仍然乐此不疲。由于每个人都是内在五行相互作用的独特呈现，这种学习将永无止境。

2012 年 12 月 19 日

简单治疗的快乐

我总喜欢记录下工作带给我的满足，以下这则病例又一次证明简单的治疗便能产生显著效果。简单几针则足以改变一个人。

一位我曾在多年前治疗过的老朋友把我叫至病床前。最近，相伴 50 年的老伴才刚去世，她便因青光眼做了双眼的手术。现在她又被诊断出严重的心房纤颤。术后她的视力非常模糊，并且头晕目眩无法独自行走。

在去看她的火车上，我仔细考虑了一下应该给她怎样的治疗。当五行针灸师的好处在于，无论面临怎样的情况，都只需将精力集中于五行即可。而她的护持一行为木，这是我已知的。我曾在她丈夫的葬礼上与她交谈过，当时并无内障的迹象，因此需要考虑的就只有祛邪，以及可能存在的夫妻不和和出入阻滞。结果邪气很少，只有心包和心有少量邪气，几分钟便清除干净了。不过，夫妻不和却非常明显，她不仅看上去安静且消极绝望，脉象也说明了这一点——尽管双侧均弱，右侧却明显大于左侧。

纠正夫妻不和后，她马上有了变化：面色不再那么晦暗，心悸也逐渐消失了。她向后靠着躺了下来，闭上眼睛，显得平静了许多。我检查了一下有无其他阻滞，发现有小肠／膀胱的阻滞。另外，我还通了三焦／胆的阻滞，尽管脉象上并不明显，但她眼周手术的创伤让我觉得有必要疏通这一阻滞，而且，在诊断有无阻滞时，我并不会仅依靠脉象。

鉴于她目前所面临的一切，我还需要扶持她的"神"，以防夫妻不和再度出现。我需要在灵墟（在"神"遭受重创之后，可起复苏之用）和巨阙（直接作用于心）之间选择，最后选择了巨阙来扶助她的心。我以木之原穴结束了治疗。由于她的血压有轻微的升高，所有的穴位我均未施灸。当我离开让她休息时，她说："我感觉好多了，诺娜。"

第二天她打电话跟我说有了焕然一新之感，不再那么绝望，变得更加乐观。她的视力清晰了一些，不再心悸，爬楼梯的时候不再气喘吁吁，腿脚也稳了许多，第一次可以自己走动了。

以下是我为她治疗的穴位：

祛邪

夫妻不和

巨阙

小肠／膀胱阻滞

三焦／胆阻滞

丘墟、太冲

才一次治疗，竟能达到这样的效果，我太爱自己的工作了！

◇◇◇◇◇◇◇◇◇◇

2012 年 12 月 31 日

有关过去 50 余年中医在中国的历史的思考

为了在现代背景下更好地了解中医的历史，我有幸拜读了金·泰勒（Kim Taylor）所著的《早期共产主义中国的中医，1945～1963：革命医学》（路特雷奇出版社，2005年版）（Chinese Medicine in Early Communist China，1945–1963：A Medicine of Revolution）。这是一本非常好的书，是一位莱明顿针灸学院的学员推荐给我的，我刚以极大的兴趣读完。我在中国的出现似乎标志着一种转折，让中国人从此更加珍惜自己的传统医学，尤其是针灸，而这本书让我对其中的原因有了更加深刻的认识。当然，它也帮助我更加理解为什么我所带来的一切，象征着与险些失落的针灸传统的重新连接。

这是一本值得推荐给所有针灸师的书。对于中国现代针灸所存在的问题，这本书证实了许多我心存已久的观点：如今中国的针灸已是现代化之针灸，却不知为何被冠以"传统中医"（Traditional Chinese Medicine，TCM）的称谓，而它悄然传入西方，许多人误以为它代表着传统针灸，实际上却并非如此。谢天谢地，大家终于认识到了这一点，尤其是中国。但是，现代中医对西方的入侵，却对更基于传统的英国针灸（比如五行针灸）造成了难以估量的伤害，其表现之一便是，不知为何，现代中医的治疗师们仿佛总想打击五行针灸的有效性。一直以来，我都坚决守护这一有着悠久历史的针灸流派的传承，现在，至少证明我的立场是正确的，中国近50年来临床所使用的针灸已严重缺乏真正的传统。

蒋熙德（Volker Scheid）所著的《孟河医派源流论》（Currents of Tradition in Chinese Medicine，1626–2006）（东域出版社，2007年版）进一步为我的观点提供了佐证。这是另一本颇具价值且研究深入的书籍。尽管绝大部分笔墨都集中在中医药，触及针灸的地方并不多，他所描述的却是这样一幅画面：过去的50余年里，在西医的势力影响下，中医为求生存而承受着巨大的压力。

不知为何，有些针灸传人作为某一法脉的唯一传承者，他们在国内难获认同或备受误解，却在国外得以自由地将知识传授给渴望学习的人。正如我们所知，在英国，包括华思礼和迪克范布伦在内的那群人便是其中的受益者。

谨以以上这篇重要的博客来作为我第三年博客的收尾。它精确而简明地阐述了为什么我会如此重视将五行针灸重新带回中国这一使命。

编者按：

中医当属广义的心身医学。《内经》讲："形与神俱"，所谓"形"，就是指"身"；所谓"神"，就是指"心"（按：本书作者所称灵魂，实乃心身医学之"心"，即中医主张的"心乃神明"）。

本书作者数次来到中国，切身感受到心身医学之典范的中医，优势越来越明显，发展越来越良好（作为对比，特保留作者数年前对中医的原始印象）。

2013 年博客

　　我正在为《五行针灸指南》修订版编写自学手册，2013新年伊始，用这样一篇讲述我最新尝试的博客作为开篇再合适不过了。这本书的编写工作现已完成，年内将由我的新出版商吟龙出版社出版。除了其他的工作安排，比如去中国以及其他不同的欧洲国家继续我的研究生教学，这是我去年最为主要的工作。

　　今年的安排被夏天突发的那场疾病打断，本已计划好的两次中国之行以及数次欧洲之旅都不得不取消。所以，从很多方面来讲，今年都是颇具挑战的一年，迫使我对手中的工作以及完成的程度重新评估，我也不得不反省自己是否太过努力，以及虽然我现已完全康复，如何才能不重蹈覆辙。

2013 年 1 月 5 日

五行远程教学课程

正在为中国学生编写远程教学课程，我非常享受这一过程。课程的编排和内容的取舍是一项极费脑力的挑战，幸好我有《五行针灸指南》作为基础。数年前曾在非常仓促的情况下为五行针灸学校的学生编写过一版，现在读来，非常高兴它能为那些远在中国、想提高他们的针灸技巧（包括五行针灸）的同学们提供良好的基础。

目前我已完成了 10 课，除了建议他们阅读书本上的相关内容，还配合了操作练习。我会继续将课程扩充至 16 ～ 18 课，希望课程结束后，那些已经是针灸师的人可以有足够的信心去开展五行针灸治疗，而对于那些非专业的五行针灸爱好者，也希望他们能通过这本教程对五行针灸建立起充分的了解，决定是否开始自学。

我需要不断提醒自己，关于治疗，哪些方面是我们认为理所应当的，哪些方面又是我的中国学生认为有所不同却又心生向往的。每当想起他们的惊讶，"慈悲"一词便会跃入我的脑海。我与病人之间温暖而亲密的关系正是他们感觉惊讶和困扰之处。有一位学生问我："可是我怎么才能学会应对病人的情感呢？"与他们在针灸学院所学的标准"现代针灸"相比，我们的态度可谓大相径庭。他们最感惊讶的，正是被我们五行针灸师视为理所应当的，即我们需要在情感上支持病人。

在西方，多年来我们一直在强调（或许有些人会说是过度强调）

自我发展以及"找到内在的自我"，当遭遇到另一种将这种内省视为奢侈甚至持反对意见的文化时，惊讶便出现了。因此，中国学生所要学习的不仅是针灸技巧，他们对自己的内在情感也需要做出巨大的调整，因为对五行针灸治疗师而言，同理心乃为最重要的品质。

如果一切进展顺利，我又对课程较为满意，我会考虑出版它的英文版本。从博客读者的分布来看，不仅在中国，世界各地均有许多对五行针灸感兴趣的人，他们想要学习更多，却苦于找不到途径。

◇◇◇◇◇◇◇◇◇

2013年1月17日

当心络穴的错误使用！

最近注意到越来越多的治疗师会在治疗中同时使用某行之二官的络穴，比如为木行人同时选用光明和蠡沟，且使用频率几乎不亚于他们选用一对原穴或母穴的频率。不知道从什么时候开始这已成为常规治疗，但在我当学生的时候显然不是这样的。

首先应当明白络穴的作用。所"络"的究竟是什么？络穴的作用为连接表里二官，沟通二者之经气。同时使用光明和蠡沟的作用在于——补光明时将肝的经气引向胆，补蠡沟时将胆之经气引向肝。但是只有在一种情况下需要这样去做，即一官比另一官虚。这似乎不足以成为如今越来越频繁地使用络穴的原因。通常情况下，阴阳二官能自行平均气血、平衡分裂。在并未考虑是否有哪一官需要这种扶持的情况下，使用络穴将气血从一官引至另一官，在我看来是错误的，且是一种对治疗的浪费，而我们从不应浪费治疗。

曾经在华思礼的一次高级课程上，有人建议为一位火行病人选用三焦和心包的络穴，我仍记得他当时非常反对，他说："你这样选穴，是因为你认为他的确应当打开他的内外二关，还是你没有其他的穴位可选了？"他说，他只有在感觉到这二官之间的门开阖不利的时候才会选用这两个穴位。除此之外，多年来唯一见他在病人身上使用过的另外一对络穴是胃和脾的络穴——丰隆和公孙，他解释道，用此二穴并非因为它们刚好都是络穴，而是二者之间在"神"方面的相互作用。

但是，在某些罕见的情况下，阴阳二官之间的确会出现不均衡并需要纠正的情况，在脉象上会表现为所谓的"分裂脉"。在我的临床生涯中，只遇见过一例这种明显的分裂，并使用了络穴来治疗：这个病人曾安置过直肠造瘘袋，其肺脉明显强于大肠脉。我针补了大肠的络穴偏历，将多余的经气从肺引向大肠，肺和大肠之脉重归均衡后，病人马上感觉好多了。

纠正赤羽氏测试之不平衡时，也会用到络穴，但这种情况下，我们是将同一官的气血从身体的一侧引向另一侧，而不是在表里二官之间。当然，它们也能作为"神穴"单独使用，例如飞扬或通里，选穴原因基于它们的名称和我对这一穴位对其所属之官所起作用的理解。

我恳请所有的五行针灸师都认真思考一下他们选用成对络穴的原因。可以自问：是不是因为想不到其他穴位了才选择了它们？如果真是如此，就取原穴吧，或者如果其母一行气血足够，则选母穴。这些穴位都可以重复使用。然而，重复使用络穴则像不停去打开一扇已经打开的门，意义何在？

2013 年 1 月 18 日

慧眼识五行

每个人身上都带有五行中某一行刻下的独特烙印，我每天的所见所闻都在不断印证这一点。能反复证明自己实践的真理，真是让人既兴奋又谦卑。几天前一位同行让我帮她看一个病人，便又一次得到了这样的证实。

几天前这个病人突然感觉身体剧烈疼痛，并伴随左腿奇怪的非自主性运动。我问他疼痛最初出现时是否遭遇了特别的压力，也许是这一经历造成的打击导致了现在的症状。"没有。"他说，但是紧接着我便发现他的眼里突然充满了悲伤。"那么他的五行是金吗？"观察到这种忧伤的表情后，我开始问我自己。如果我们观察足够敏锐，病人总会为我们留下线索，尽管微小，却总能成为帮助我们的小礼物。紧接着另一份礼物又来了。为他诊脉时他沉默良久，随后，他出乎意料地打破了沉默，柔声道："我时常会想，要是我以前能和父亲多点联系就好了。"啊哈，我想，除了金谁会这样说？因为金一定与父亲有着某种特殊的联系。

金是"悔不当初"的一行，金行人总在回顾过去，对过去的思考多过现在。所以现在有两条线索指向金，一是眼神中的忧郁，二是顿时产生的与父亲的连接，其父尽管仍在世，却让他感觉形同陌路。

因此我继续问他问题，用一种以往的经验告诉我金会接受的方式。金喜欢独自建立联系，自己去评估什么是相关的，什么是不相关的。于是我只是轻声告诉他，也许疼痛出现时的确有事情发生了。"也许是家里或工作上的压力？不过到底是什么只有你才知道。"我还说："可能你腿的不自主运动是因为你想踢谁吧！"我们都笑了，然后我为他做了金的第一次治疗，只做了原穴。但是这一有些随意，甚至像开玩笑的话题仍然悬而未决。

几小时后他打来电话，想告诉我们一件他从未告诉过任何人的事情。两年前他的妻子与他最好的朋友有了婚外情，这件事情让他伤心欲绝。他和妻子已经和解，但他不能原谅他的朋友，再也不想见到他——对他而言，这又是生命中的另一巨大损失。我想现在他已经承认了自己的愤怒，不用再下意识地去踢他的妻子，尤其是他的朋友，因为针对金这一行的良好治疗会帮助他慢慢痊愈的。

这件事又一次证明，我们只需要给予金少许建议，随后便应退出，给予他们空间自行想出解决办法，因为金总能又快又准地建立自己的联系。

这么短的时间我们居然便已硕果累累！

读这篇文章的五行针灸师一定希望我把观察到的其他与金有关的感官信息也一并给予介绍。他的情志我已有提及，颜色并不十分典型。我没有闻到什么气味，但是他的声音非常平，非常阴，有种把我往下拽的感觉，让我很容易把这种声音与金的泣声联系起来。

2013 年 1 月 21 日

宣布我的《五行针灸自学教程》即将出版[1]

　　对于五行针灸这样的治疗法门而言，师带徒的亲身传授是最为理想的传承方式。过去的人并无其他获得知识的途径，那时，经验在家族中代代相传，这是普遍、同时也是唯一的学习途径。而现代的教育方式，则越来越强调将学生聚集在教室里，严格按照标准化的课程来教学，一位老师需要面对一屋子的学生。如此一来，毋庸置疑，在这种程式化的学习背景之下，那种师父将自己多年深刻的个人经验传授给徒弟的传承方式已成为一种非大众所能享用、只有少数幸运儿才能拥有的奢侈——他们已寻得心中钦佩的老师，且老师与他们距离适当，并有充足的时间定期传授知识。

　　现状如此已是不幸，而雪上加霜的是，目前能进行教学的优秀五行针灸师也很缺乏，因此，我决定尽我所能来填补这一明显空缺，于是写下了这本以《五行针灸指南》为基础的手册。仅凭我个人（或其他少数几个五行针灸老师）的力量，并不能满足日益增长的对渴望接受我亲传的需求。我所不能达成的，希望能用这本小册子来填补。坚守正统的人也许会抱怨这样的远程教学不仅太不理想，甚至根本就不应开展，因为学生能从老师那里得到的反馈太少。但那是因为他们并没有遇到我这样的难题——在幅员辽阔的中国，想要

---

[1]　作者注：现已成为《五行针灸指南》增补修订本的附录部分。

学习五行针灸的针灸师数以百计，遍布各个省市；在全世界，亦有更多人正尽可能地从我的博客中学习。

对于中国以及其他非英语国家的学生来说，还面临着诸如语言障碍的其他问题，无论是书面还是口语，他们都存在沟通困难。所以，最后这些课程会以两个版本的方式呈现：专为中国学生准备的中文版和为其他不同国籍的人准备的英文版（从我的博客阅读量来看，许多不同国家的人都同样渴望学习五行针灸，对于他们来说英语是通用语）。

我写这本自学教程时，龙梅便在同步将它译成中文，因此 2013 年 4 月在南宁的下一期课程将能用到这本书。我只需潜心于完成英文版本，并考虑以书的方式发行。我还需要决定是否将我所用的穴位（很少）以及我选择它们的原因也加入进来。以上便是我目前的工作。

◇◇◇◇◇◇◇◇◇◇

2013 年 2 月 4 日

对水的进一步思考

以下分享的是今早收到的从印度发来的邮件，讲述了发件人对水的进一步领悟。她对自己所属的一行可谓洞察深刻：

"水也具有攻击性。与木那种短暂的推动力不同，水的攻击更加持续，且颇具消磨作用，往往在事后才能察觉。这种攻击性通常会引起对方的反应，让他／她失去平衡，从而更加不明所以。"

2013 年 2 月 22 日

两次简单治疗的疗效

收到能证实五行针灸疗效的消息总能让我高兴不已，更何况是我自己的治疗。昨天我接受了再简单不过的治疗——疏通脾 / 心阻滞以及小肠和心的原穴。我的睡眠立刻得到改善，往常起床前，我总需要伸展一下我可怜的生了锈的膝盖才能让它们活动起来，今天却想都没想就跳下了床。我把这种思维的清晰和身体的灵活理解为：土一行，尤其是主全身气血之运送的脾被阻滞的气血得到释放的结果。

第二个让人开心的治疗结果是昨天一位五行针灸同行告诉我的。这位病人因恼人的皮肤病第一次前来就诊，她几乎整只手臂都长满了红色的大块皮疹，即使是长期的激素治疗也没有控制下来。他诊断她为火，做了常规的祛邪以及相火的原穴。她打电话告诉他说，第二天皮肤的反应非常大，但是第三天的早上皮疹就完全消失了，她和治疗师都对好转速度之快而大感惊讶。

简单的五行针灸治疗万岁！现在谁还敢说不能用五行针灸治疗身体症状？

2013年2月24日

针与药：五行的态度

当我还在针灸学校当学生时，入学的第一年，华思礼便向我们解释他决定不将中药的学习纳入课程的原因。他说，因为这门他称之为"中药学"的学科非常深奥，与针灸一样，需要多年的学习方可精通，并且，与我们所摄入的食物一样，医生所开出的草药必须来自我们所在的国家。

从那以后，我也对此有过认真的思考，对于为什么我认为针灸，尤其是五行针灸需要成为一门独立的学科也加入了自己的见解。在针灸中，我们自内而外调摄人体，仅作用于病人自身之能量以促其自愈。而中药对于人体而言乃来自外界之异物，作用也有所不同。因此，在我看来，同时给予针和药的治疗有点像是在推我－拉你（Pushmi-pullyu，儿时读《杜立德医生》时熟悉的一种双头动物），仿佛我们在将病人的能量朝两个不同的方向拉扯。而且，即使我认为二者需要同时使用（实际上我是反对的），要让我的用药水平也达到与我的针灸水平相当的程度，断然是没有这样的时间了。

有趣的是，我的邀请人刘力红，尽管他自己就是一位对中药钻研多年、如今已有深厚造诣的医生，他也告诉我的学生们（他们以前都是开中药的医生），不要两样都做，而应全然专注于针灸。

写这篇博客乃因一位同行问我的问题，他听一位"也做针灸"的中医说，针灸需要结合中药来治疗不孕不育。很多中医都兼做一点针灸，而许多针灸师也认为他们需要学一点中药，然而在我看来，在治疗中掺杂其他学科的方法，只会让五行更加迷惑，而作为五行针灸师，此乃禁忌。

◇◇◇◇◇◇◇◇◇

2013 年 2 月 27 日
治疗一位肺癌晚期的病人

今天收到一封十分感人的电子邮件，来自一位曾经参加过我课程的治疗师。她很乐意我转载邮件内容，她说："像您一样，我也渴望将自己的经验与大家分享，这样其他人也许能从中受益，对日后的治疗或许能起到帮助。"所以以下便是她的邮件内容：

"写这封信是想与您分享我目前治疗一位肺癌晚期病人的经历。其中，如果没有您的指引和影响，以及您那条'越简单越好'的准则，我可能无法做到倾尽全力去帮助他。

（初见这位病人时）他的主要症状为严重的腹痛、体重严重下降以及现在的呼吸困难。他曾急诊入院，注射了大量吗啡，数小时后便出院。在最初的两次治疗中，我做了内七龙、祛邪以及木的原穴，之后他便说精力好多了，数月来第一次可以出去行走。因入院做胸部的 X 光检查和系统检查（终于！），他取消了第三次的治疗。结果表明他得的是一种侵袭性非常高的肺癌（转移性），原发灶位于大肠。他随即在那里开始了化疗，但表达了尽早继续针灸治疗的意愿。

上次见到您是在月初时的"盖的临床技巧日"（Guy's Clinical Skills Day）上，在回程的火车上，我拜读了您的《五行针灸的治疗模式》(The Pattern of Things),正好读到描述您在玛蒂娜去世之前为她治疗的那一章,令人动容。这对我而言却是异常心酸的一刻,因为就在这时,我收到来自这位病人的短消息,告知我病情,并问我是否愿意去医院为他治疗。感谢从您的书中得到的力量和启发,我答应了他的请求。

……今天我终于在临终关怀医院见到他。我在心中提前计划好了治疗——再做一次祛邪,可能需要纠正夫妻不和,可能需要做膏肓或肾经在胸部的穴位——却被告知不能在他的胸腹部扎针,不过老实说,他现在如此消瘦,我还真有点害怕这么做(即使是脊柱两侧的肌肉也所剩无几)。由于气短,他几乎已不能说话,除了肺 / 大肠的脉,其他已几乎感觉不到。我考虑了夫妻不和,不过担心他承受不了这么多的穴位,便只做了一侧的原穴,半小时左右之后他便入睡了。

以前我也患过哮喘,知道发作时背部的肌肉会有多紧张,所以我为他做了背部的推拿,他非常感激,于是继续为他推拿了颈部、肩膀、手臂、手和脚,共约一小时。他看上去放松很多,呼吸也明显没有那么吃力了,我方才辞别离开。

为我的啰嗦深感抱歉,结尾前仍想向您表达我的感激,感谢您给予我勇气,将治疗简单化以达到更好的效果,并让我怀着最深的谦卑去完成治疗。"

我想,对于帮助那些处于疾病晚期的人,正是需要这种态度,而这句话是对这种态度的极好总结。(唯一的建议是,对于纠正夫妻不和不需要有任何担心,因为纠正它可以减轻心的压力,只会起到帮助作用)

2013 年 3 月 7 日

有关肺癌病人的新消息

（见我 2013 年 2 月 27 日的博客）

以下是治疗师刚发给我的邮件：

"病人持续给我惊喜！我今天又一次见到了他——第二轮化疗后的第三天——他无论是看上去、听上去还是自我感觉都非常良好，人显得很乐观，药物的副作用也非常少，只有化疗之后的头几天有过几次大的情绪波动。他的肺没有积液，腹痛也有所减轻，因此，他现在基本上可以平躺着睡，而过去的大约三个月里，他都无法躺下。

心 / 小肠的脉象有了显著的变化，膀胱 / 肾的脉也起来了一点点。目前肺 / 大肠的脉象仍是最强的，右手的其他两部脉也可感觉到少许能量。不过，护持一行（木）的脉仍然非常虚。

我今天重复了夫妻不和的治疗，仍以木的原穴结束，仅此而已。他经常在治疗时进入熟睡的状态，治疗结束后也会睡一会儿，醒来后常感到平静且放松。

如此简单的治疗便能达成这样的疗效，又一次让我深感谦卑，而这位病人选择为活下去而战，也是疗效显著的很大原因。"

做得好，乔！

2013年3月8日

治疗室里容不得半点傲慢

前不久，在教室为学生带教，与病人交谈了约十分钟，我问他们是否看到、听到、（闻到）或感觉到任何指向某一行的信息，有人说道："他明显是火。"这句话让我一时错愕，不禁想起当我还处在他这样的阶段时，也常会觉得病人的五行是显而易见的，最后却惊讶地发现自己错得离谱。作为五行针灸治疗师，"明显"一词是我们无论如何都应当避免的，即使是经验最为丰富的五行针灸师，也无法在短短十分钟之内便判定病人"明显"是哪一行。我们常常形成自己对不同五行的模式化理解，并轻易掉入用这种理解去判断五行的陷阱，无论什么情况下都固守这种模式，最后才发现我们大错特错。（结果证明，那位病人的五行并不是火）

他人的外表之下隐藏着神秘，五行的表现亦极为微妙，对于这一点，我们应当永远保有敬意。这种神秘，绝不是短短几分钟的肤浅接触便可探知的。

我们在治疗中所要面对的，皆无法用"明显"二字去形容。相反，我们面对的都是"不明显"，尽管富有挑战，却也正是让我着迷之处。

◇◇◇◇◇◇◇◇◇

2013 年 3 月 11 日

学习与病人建立良好的医患关系

与其他所有技巧一样，与病人建立良好的关系也需要反复练习。成功的医患关系可以使我们提供的帮助与病人之所需最大限度地相互契合。当然，我们对五行的理解可以作为引导，因为一行与另一行的需求可能截然不同。有些人较为幸运，或是天生有之，或是后天环境造就，他们对病人有一种感同身受的能力，而其他治疗师则必须通过学习才能拥有，我们也会发现某些行的人会比其他行的人更易相处。也许有人会感到惊讶——我们并不一定与我们自身这一行的人相处最为自在，因为看到自己的需求反映在病人身上，可能会使我们难以与之保持恰当的距离。秘诀在于，我们需要认识到，总有某些病人相处起来会比其他病人更复杂也更困难，在与病人交往的过程中需要时刻牢记这一点。

接下来的博客里，我将描述我与各行病人相处时的反应和难点。但这些都只是我的个人经验，其他治疗师须研究自己的反应并从中学习。这种学习必不可少，否则他们将无法读懂病人之真实需求。更重要的是，如果病人体会不到医者之理解，他们将隐藏起自己真实的五行。当我们已无从得知是哪一行在呼求帮助，五行针灸师又如何治疗呢？

要做到这一点谈何容易，任何人都不能等闲视之。当我回顾自己的治疗经历，未曾读懂病人需求之案例不胜枚举，我所给予的均非他们之所求。不可避免地，这些病人都很快决定我并非他们所寻找的治疗师。他们的选择是正确的！既然我误读了他们的需求，又如何能帮助到他们呢？这就好比我在用某种情感语言与病人交流，而病人却无法听懂，或者我自以为我们在用同一种语言沟通，实际上却并非如此。因此，我们也可以将与病人的关系看作是病人在要求我们使用只有他们才熟知和自在的情感语言。所以，和不同的病人在一起，我们需学会使用不同的情感语言。就像学习所有的新语种一样，这需要时间和不断练习。

我们都知道与病人达成默契时的温暖感觉。如未达成，我们定能感知，而这正是我们最能获得领悟之时。华思礼经常说学生诊断错误其实会更好，因为真正的学习正来源于我们所犯之错误。

◇◇◇◇◇◇◇◇◇◇

2013 年 3 月 11 日

如何与木行和火行病人建立良好关系

作为我的第一个案例，如果让我来谈与木行病人的关系，我发觉自己经历了很长时间才找到方法来应对木的强烈需求。每次遇到木的病人，我都经历了近乎相同的行为模式。一开始我总想逃跑，仿佛感觉到迎面而来的冲击力而想要退缩一般；然后我会感到一丝，或更多如同被挫败的恼怒；最终我才能达到一个较为平衡的阶段，懂得要帮助我的木行病人，我必须表现坚稳，并予以回击，当然，以一种柔和的方式。

而与火行病人一起，我会首先感到一丝释然，因为我回到了自己熟悉的领域，随之而来的是一种放松的感觉。火是最善表达的一行，他们将言语交谈当作享受。因为我也喜欢交谈，所以我和病人会很容易习惯性地沉浸于我们都感觉自在的闲聊当中。然而，经验告诉我，我必须时刻提醒自己小心提防，不让这种闲适的交流使病人前来治疗的原因发生转移。我也必须意识到，火的需求常包含娱乐众人，它可能会有意将自己的问题淡化，而我则需要警惕以防自己被那张欢乐的面具所迷惑而忽略真相。

　　针对自己的此种困扰，我想出了一个简单可行的权宜之计，那就是沉默，这一方法我们在治疗室中很少使用。我试着有意提醒自己保持沉默，以使自己的情感基调平静下来。当我开始安静，我的病人便也停止了闲聊，这让他们有了空间思考哪些是他们真正需要告诉我的。我经常发现沉默是自己最难办到的事情，我必须训练自己保持警惕，不要又在治疗室里和病人喋喋不休。

　　尽管对我来说，与火的病人建立温暖关系非常容易，但保持沉默这种方式，却让我很难与病人建立正确有益的情感基调，这真是一种讽刺。我们不能因为熟悉而有所轻视，上述案例远非如此，但可以肯定的是，熟悉往往会带来一种轻松的假象。

◇◇◇◇◇◇◇◇◇◇

2013 年 3 月 12 日

学会与土行病人建立良好关系

　　我与土行病人相处所经历的困难与木行和火行病人不同。我发现土行人那种渴望得到滋养的需求也唤醒了我内心相同的需要，因为在我的内心深处，这种被要求给予土的滋养，我也同样渴望。有趣的是，几天前一位土行治疗师告诉我，他最初与病人的互动使他颇为困扰，因为他感到病人们形形色色的需求好像在使劲拉扯他的土，让他已不愿为他们的索取而付出。

一旦我发现自己出现这种反应，我会坚定地提醒自己我是在为病人（服务）而不是为（满足）自己的需求。土行人所需要的并不是"哦，我可怜的人儿"这种苍白的同情话语，而是医者真正的感同身受。他们需要聆听，且是最好不被打扰的从头至尾的聆听。他们的思考是一个循环过程，从开始的地方结束然后又重新开始。如果他们失去平衡，便会重复相同的话语，在原地打转，如同被拴在磨盘的公牛，不停转圈。如果他们尚处于平衡状态，这种不断搅拌相同思维的需求会减少，但是从不会消失殆尽。因为土的功能便是处理各种事物，譬如思维和食物，其他各行将它们的能量传递至此，以待处理，它必须司其职责，永不停歇。

如果我保持清醒，知道我的土行病人们需要时间来围绕一个主题打转，那么尽管我已听过他们用同样的话语表述同样的事情，我还是可以置身事外，让这种循环运动继续下去，而不被其所扰。但是作为一个心直口快之人，土这种慢条斯理、重而复之的思维方式着实让人恼怒不已，一不小心总想打断。所以和每一个我治疗的土行病人在一起时，我都会在脑海中树起一块警示牌：让病人说吧，诺娜，你得让病人有足够的时间处理思想，得让他 / 她以自己的方式充分表达，他 / 她还没说够，你就不许插话！不许点评！

2013年3月12日

学习与金行和水行病人建立良好关系

于我而言，与金行病人相处似乎比其他各行病人容易许多，也许是因为金常需要一定的自我空间，而这恰好给了我喘息的时间。除了评判我们的关系是否往它所满意的方向发展之外，它从不要求我做出任何即时反应。它十分乐意我们之间保持一定距离，在各行之中，它是对沉默感觉最为自在的一行，因为它需要在沉默中思考自己关于解决生活问题的方法。这种对空间和沉默的需求对我这个火来说极具挑战，因为如果我不及时意识到这一点，我会发现自己又在喋喋不休地想要填补这种静默。所有的金行病人都让我认识到，我必须控制住自己分享观点的冲动，否则很容易出现角色的转换，因为我发现自己总是可以从金行人冷静客观的智慧中获益良多。

然而，金行病人并不是来教导我什么，或由我来教导他们什么，他们只是寻求治疗所能提供的对于金行能量的支持。与金在一起，我无须多言，只需把一切静静地交给治疗本身。金一贯需要的沉默是对其自己解决自身问题的一种尊重。有时在火行病人面前我也会尽量让自己沉默，但这与金是完全不同的——我是为了让火不要说得太多以至于忘了自己为什么要来治疗。

最后讲到与水行病人融洽相处我会遇到的问题。对我而言，水行人的需求并不难满足，但也许其他治疗师会有此感觉。所有水行人心中都深藏恐慌，需要我们予以抚慰，这样不但不会让我感到陌生，反而颇为自在，于是给予抚慰时并无被消耗之感，而与土在一起则难免会有这样的感觉。

我最主要的困难来自于初次治疗便快速识别水行病人。我们都知道水善于伪装和隐藏，与其他四行相比，我需要花费更长的时间来发现它的存在。即使是现在，尽管我可以听出水的笑声中那一丝与火不同的不安，但其难以捉摸的特性，总让我心生疑惑，难以定夺。然而，一旦确立诊断，水虽通常外表自信，内心却深藏恐惧，我若能专注于此，便能帮其所需。水这一行，尽管在各行中最具雄心壮志，无论选择何种职业，均能到达顶峰，其隐藏之软肋，却也触目惊心。对其隐藏之恐惧，我决不能视而不见，而应想其所想，给予其所需程度之宽慰。

读者们或许已经注意到我喜欢写一些其他治疗师告诉我的有趣经历。之前几篇有关肺癌患者的治疗的博客说明了为什么我认为这很重要。对五行针灸的治疗记录得越多，读者们则越能从中得到学习，虽非自己亲身经历，但观他人之经历，亦可同样受益。对于他们自己的治疗而言也是一种鼓励。

◇◇◇◇◇◇◇◇◇◇

2013 年 3 月 25 日

来自那位治疗肺癌病人的治疗师的最新消息

（见 2013 年 2 月 27 日和 3 月 7 日的博客）

刚收到来自那位治疗师的激动人心的更新：

"刚想起需要简短地告诉您有关他的最新消息——最近一直保持

每周两次的频率去临终关怀医院为病人做治疗，他的精力越来越好了。不过，几周前出现了一次较大的反弹。当时他的状态实际上非常不错——他已不需要吸氧，呼吸正常，疼痛控制良好，食欲也恢复了。从针灸治疗的角度来看，夫妻不和已得到纠正，我对他的治疗非常少，仅限于主管穴的层面。不过，几天后病情却出现一些状况，他得了肠梗阻——他每天摄入的食物量太大（每日2500卡路里），肠道却停止蠕动（也许是吗啡或其他药物的副作用），造成食物潴留，无法排出。他的疼痛又卷土重来，就地做了腹腔引流，被禁食，回肠造口术也被列入了日程。夫妻不和再一次出现了，他的精神非常低落，感觉自己经不起针灸，因此，我只是用指头按压了夫妻不和的穴位。

几天以后，我收到信息说他的肠蠕动开始恢复了，可以不用做手术——以及我什么时候可以过去给他继续做治疗！那次去看他，又一次被他的变化所震惊——夫妻不和消失了，脉象也是迄今为止最为平稳的一次。这次我做了祛邪，并以原穴结束。

计划是今天再去医院为他治疗一次，如果情况良好，他预计可以周三出院回家，不过他还是会继续门诊化疗。他认为我们共同所做的努力非常有价值，对他的治疗充满期待，就像他说的，治疗之后他感觉到注意力更加集中，人也更加强壮，放松自在的同时，还感到精力充沛。最重要的是，在所有前来探访的人中，我可能是唯一一个无论在精神层面还是物质层面都对他毫无索取的人——对于这一点，他深怀感激。

这次经历让我深刻体会到觉察自身情绪以及保持平衡的重要性，人生的困难时期则更应如此，那时语言已显得多余——在身边就好。"

在这样的情况下，仍能坚持简单的治疗和毫不慌乱的心态，我对这位治疗师的勇气赞许有加。正如我在回信中所言：

"治疗如此危重的病人绝非易事。他们不仅需要与病魔斗争，还需要承受猛烈的治疗所带来的副作用，病情突然出现恶化是很常见的，不过，你对他的帮助似乎非常大。

他说你'可能是唯一一个无论在精神层面还是物质层面都对他毫无索取的人'，我非常喜欢这句评价，这样的赞赏真是再好不过了！"

倘若周围之人无力满足，则不应对他们有任何物质层面或精神方面的索取——无论是作为治疗师还是人，我们都应当培养这种稀有的品质，对于这一点，他的话亦是再好不过的说明。

◇◇◇◇◇◇◇◇◇◇

2013 年 3 月 27 日

不要将自己的影子投射到病人身上

昨天由于病人谈话的内容引起了我的兴趣，我发现自己跟他发表了一些个人观点。就像我曾经说过的，我认识到自己犯了一个错误，因为我可以感觉，我的评论使病人原本想告诉我的发生了些许改变，这就好像我把自己的影子介入到我和病人之间。

我曾经说过，我们应该尽可能少地将自己的影子投射到周围的人身上，因为这样会使我们之间的关系失真。与病人相处更应如此，因为在医患关系中，对医者是否成熟有着最高的要求。如果言论不够明智，或反应失当，便将成为病人眼中的问题地带，为了顾及我们的感受，病人将被迫调整自己的言行，尽管细微，也会让他们犹豫是否该在我们面前继续展示真实的自我。病人在我们面前可以畅所欲言的机会将稍纵即逝，我们之间的关系也将沦为平庸的泛泛之交。

我们的治疗室不应流于肤浅。病人在这里应当感觉随心所欲，而不是顾及医生需求而拘束言行。作为医生我们必须学习做自己，但与每个病人相处、分享个人观点时也应加以权衡，以期做到恰到好处，更需避免用我们的问题来加重他们的负担。

◇◇◇◇◇◇◇◇◇◇

2013 年 4 月 23 日
第四次从南宁回来啦

关于这第四次的中国之行，该如何评价呢？每一次都如此不同，每一次都让五行针灸在中国的基础又夯实了一层。我们现在所达到的阶段是：最先学习五行针灸的那一批学生中，已经有一些有足够的自信，可以开始为初学者进行基础性的教学了。这次总共有 60 余名学员，其中有约 25 名参加过上一次的学习。我会尽量把我们在南宁同有三和拍的合照下载下来。

这次是第一次有另外两位教师与我同行——龙梅和盖·凯普兰。五行针灸的临床技巧部分需要更系统性的教学，很高兴能把这一部分交给盖，我和梅则有更多的时间集中治疗那些需要治疗的人。

梅之前就已经将她翻译的《五行针灸自学手册》发送了过来，在我们上课期间印刷成册，发给了每位学员，手册以《五行针灸指南》为基础，共包含16堂课，逐步介绍了五行的诊断和治疗。对于那些只能与我们学习短短几周的时间，除此之外找不到任何学习机会的学生来说，这将给予他们极大的帮助。

我们决定在秋季的下一次课程中，集中精力去帮助那些已经在实践五行针灸的治疗师们，让他们对自己的技术更有信心。我们的邀请人即南宁同有三和的负责人刘力红宣称，未来将以这批治疗师为基础，培养出遍布全国的五行针灸师资团队。

出发去中国前，我对自己的中文学习有些泄气，但没料到我的水平比想象当中要略高一筹。尽管我现在的词汇量还有些捉襟见肘，无法完整表达自己，但对句子结构的把握有了进步。尽管词汇量有限且说得磕磕巴巴，还得加上大量手势和笑脸，但我有时也可以勉强让别人听懂我在说些什么，也算是向前迈进了一小步。可喜的是，许多学生为了更好地与我们交流，决定花更多的时间学习英文，他们的英文水平明显有了提高。所以，我回去之后将以更大的热情去学习中文。

最后，我和盖回程时在成都住了一晚，却经历了一次小小的冒险。我们在酒店的30楼吃早餐时，遇上了四川大地震的余震，餐厅剧烈地震荡了片刻，用餐的人们互相看着对方，都不知如何应对。终于，安全通道的门打开了，我们在一片黑暗中开始顺着陡峭而狭窄的水泥台阶往下爬。后来才有人告诉我们，酒店服务人员应该让我们待在原地等待地震过去——成都人都是这么干的，他们早已对地震习以为常，不把它当回事儿了。

幸好盖的苹果手机上有手电筒可以照明，我才一瘸一拐地从30层下到了21层。可笑的是，到了那儿我们才发现，酒店的其他地方毫无险情。当我们终于逃到酒店的走廊，发现四处风平浪静，其他的客人都在平静地各行其是，对我们刚才的历险一无所知。我们各自回房间休息，而那些和我们一起跑下来的人大概还在跌跌撞撞地继续跑完剩下的21层呢！

◇◇◇◇◇◇◇◇◇◇

2013年5月27日
使人谦卑之经历二则

上个月经历了两件事，一件发生在我离开中国之前，另一件发生在我回来之后，都让我倍感谦卑。对我来说，无一不是温暖人心的提醒——能从事我现在所做的工作，何其幸运！

我在中国的那段经历发生在我在南宁的最后一天。主办方负责人刘力红想知道参加我们为期两周的课程的60名学员是如何来到这里的，于是让他们逐一回答这一问题。他们的表述都惊人地一致——他们对所学到的一切倍感欢喜，他们也都观察到我们在治疗病人时所流露出的慈悲和理解，并为之感叹不已。治疗中的这个方面对他们来说是全新的，与患者建立起温暖的医患关系是非常重要的，这仿佛为他们打开了一扇全新的窗户。这样的回答让我颇为惊讶，希望刘力红也同样为之欣喜。

另一事例来自世界的另一端——我所在的伦敦，正好阐释了治疗中这尤为重要的一面。它来自一位治疗师，她一直通过邮件的方式与我分享她治疗一位晚期癌症病人的经历，以及这位病人生命最后几个月的治疗对她造成了怎样深刻的影响。（详情另见之前的三篇博客，分别为2013年2月27日，3月7日和3月25日）

尽管她悲伤地告诉我病人去世的消息，而对于与病人在一起的那段时光，她却以最为乐观的心态去看待。经由她的许可，将她的感想分享如下：

"自从今年一月被确诊为癌症，无论在身体上还是精神上，过去的几个月对他而言可谓大起大落。上周三，病情突然急转直下，他的痛苦和斗争终告结束，现在的他，终于可以安息，我亦感到释然。

能被邀请至他的生命当中，我深感荣幸。他的木非常明显，总是让我感到耳目一新，他在最为亲近的人面前总显得颇具挑战，在我面前却并没有。他总是渴望知道有关他的治疗和针灸的信息，而我也乐意为之，并不将此视为威胁——他对整个中医思想的接受度非常之高，而且，可以说他的信念和行为甚至有些离经叛道，他却相当引以为傲。

他的开放、诚实和直来直去也许会让人觉得有些尖锐，但是，正是这一点让癌症和死亡的话题变得触手可及。在有些人面前，我们也许需要回避或绕开这类困难的话题，而他，却让我感觉可以直言不讳地说出需要说的一切，而不用担心越界或刻意隐瞒。

诺娜，您经常说您从病人身上学到很多。这位病人也为我上了充满感情、难以忘怀以及强有力的一课——最为重要的是，让人心生谦卑。"

如同我与我的病人玛蒂娜在一起时那样（我曾在《五行针灸的治疗模式》的最后一章中记录过她的故事），这位治疗师所需要学会面对的一切，常能触及我们的内心最深处。这些经历极大地改变着我们，而正是这种改变让我们更加懂得病人的真正所需。

这些来自世界不同地方的体验，又一次提醒着我那根贯穿于我们每个人生命中的红线。不论我们来自哪个民族、种族、国家或大陆，皆不离五行，人类最为深刻的一面皆由五行而成，而人性之所以共通，亦是五行造化的结果。

◇◇◇◇◇◇◇◇◇◇

2013 年 5 月 26 日

身为君火的负担之一

哎，身为君火，我的小肠真是经常让我置身于荒唐可笑又毫无必要的境地啊……

昨天我坐火车去索尔兹伯里[1]，大家知道，这根本就是一件不用动什么脑筋的事情。结果跟每次坐火车一样，走在月台上时我便开始想，我是往有安静区的车厢走，选择一次理论上听不到别人大声打电话的旅程呢，还是就坐在普通车厢里受罪？因为现在可能地球人都知道了，尽管手机已经成了必需品，我对这玩意儿却恨透了，不仅是因为人们打起电话来那种旁若无人的势态，还因为它们正在让人与人之间的距离越来越远——讽刺的是，手机本来是用来拉近人们距离的。所以，我是应该在手机铃声响个不停的车厢里活受罪，忍受那些硬塞进耳朵里的、我根本没有半点兴趣的谈话，还是该坐到一个安静的车厢里去呢？

关键是，我发现那里其实也没安静多少。实际情况是，经常有人发现这里的空座位比其他地方多，便根本不管这里是什么地方，也不关手机铃声，就这么一屁股坐了下来。然后我只有四处搜寻有

---

[1] 译者注：英国英格兰南部城市。

没有其他乘客跟我一样介意，惊讶的是，居然孤立无援！我只好指了指车窗上的标志，结果回应我的，却不是歉意，而是满脸的不高兴，打电话的人要么一把抓过行李往另一个车厢走，要么走到车厢门外面，说话声音还是震天响……

这样的事情一趟旅途中得发生两次而不止一次。就算是没有发生，每次到站，有新旅客上车，我都会紧张起来，生怕又遇到这样的人。简直太浪费精力了！既然这样，反正我耳朵背，干脆把助听器给关了，这样岂不更好？不管坐哪里，都听不见了，也就不用选来选去了。不过我知道下次再坐火车，这样的纠结，又会重复……

每次遇到这样的情况，我都恨不得自己不是君火而是另外一行，这样我可怜的小肠就可以休息一下，好好享受旅行，而不是这样狼狈地浪费时间左挑右选了。不过可悲的是，我常想，它也没法儿真的放松吧，为了保护我们的心，它总是在不停地筛了又选，选了又筛。

◇◇◇◇◇◇◇◇◇

2013 年 6 月 4 日

我的诊脉方式

很荣幸最近收到彼得·艾克曼（Peter Eckman）新书的书稿，这本书旨在讨论脉象，即将由吟龙出版社（Singing Dragon Press）出版（我的书也将由这家出版社出版）。书名我非常喜欢——《针灸脉法大全：体质针灸和辨证针灸脉诊指南》[1]，效仿了 1653 年以萨

---

[1] 译者注：关于诊脉的博客还有另外两篇：2010 年 10 月 22 日的《脉象之谜》和 2012 年 2 月 24 日的《双手并用》。

克·沃尔顿（Isaak Walton）的著作《垂钓大全》的书名。这本书详尽讨论了各种不同的诊脉方式和各家对脉象的不同解释。

这让我想起自己的诊脉方式，也许可以用我在五行针灸学校最后一次临床课程上的话来作为总结——事实上，我半开玩笑地跟学员们说"忘掉脉象"。这样的话我经常跟针灸师们说起，以使他们在学习诊脉时卸下一些不必要的负担。相反地，我建议他们把注意力集中在病人身上，把病人看作一个整体，而脉象只是五行纷繁表现的其中之一。我总是反复强调，12脉的脉象如此微妙，需要多年的磨练方可掌握，且技巧之类，都是精益求精，永无止境的。

我的这种方式来自我在莱明顿攻读研究生学位时老师的教导。在莱明顿，他们从不过分强调诊脉的重要性。我们只是被告知尽可能地多摸脉（如果我没有记错的话，大约是每个月100个），然后逐渐学习感受各种关联脉力量强弱的不同。目的主要是为了发现有无阻滞，比如出入阻滞或夫妻不和。我们被坚定地反复灌输这一理念——脉象对护持一行的诊断毫无益处，因为即使我们治疗的是正确的那一行，也有可能这一行的脉象对于治疗是最不敏感的，因为它的职责在于庇护其余四行，使其归于平衡。著名的27脉，华思礼只提过一次，且几乎如同题外话一般匆匆带过。那是有一次，为了完成教学大纲的任务，27脉又正巧包含其中，于是华思礼只用了15分钟的时间便快速将各种脉象介绍完毕，显然对此毫无兴致，讲完时还告诉我们："你们对于27脉的了解仅限于此便可。"看上去这扇门我们通过与否，对他来说无关紧要。

另一次与华思礼的谈话对我有着更为深刻的影响。有一次我告诉他，有时候我接收不到任何手指传递给我的信息，他说："我明白你的意思。我也会有这种感觉，但也许一个月之后我会发现自己诊脉的水平又上升到另一个层次了。"

即便是现在，每当我诊脉时，他这一席话语也时常绕然指间。我从不会花过长时间诊脉以参其中含义，有时甚至会边说话边诊脉，仿佛我想让自己的心通过语言来思考，而神则被解放出来用以感觉。然后我会综合其他感官的感受来帮助自己理解病人一言一行所传递给我的信息。我对诊脉的担忧在于，五行针灸很少重视病人身体方面的反馈，而脉诊恰是其中之一。其他方式的诊断都只在瞬息之间。我们不能去触摸味道、声音、颜色或情绪，但却可以实实在在地摸到病人的脉象。当我们其他的感官感到迷惑，觉得难以捉摸，我们似乎可以转而去身体层面寻求庇护。我认为这就是为什么所有初学者（也包括一些熟练的针灸师）都会在病人一躺到病床上便急着伸手去把脉，而不是把注意力集中在病人这个整体上面，好像一开始便急需让自己与病人的身体建立联系。有时我会觉得，这就像一个溺水之人紧紧抓住救生圈，有点滑稽不是吗？

诊断有无阻滞时我固然会用到脉诊，但我也会综合其他信息而不是仅凭手指感受，除此之外，我更重视病人在我眼中呈现的那幅全景图，与其所带给我的感受相比，脉象只是附属。所以尽管彼得和我都毕业于同一学校，但和我不一样的是，他所受的训练涉及其他更广泛的领域，因此我们对脉象的重视程度会有所不同。尽管如此，我对他新书的其他内容很感兴趣，但是我知道这种欣赏可能只在理论上，而不会运用于实践。

由于 2013 年 7 月的那场疾病，我去图卢兹拜访雅克·拉维什的女儿以及两次中国之行的计划不幸延期，这让 2013 年余下的时间乱了套。这便是我的博客从 6 月 18 日到 8 月 30 日间隔如此之久的原因。

2013 年 6 月 18 日

在中国教学的回报

228

梅刚转发给我一封温暖人心的电子邮件，这封信来自一位中国学生，大致将她的原句摘录如下：

"今天我为病人通了任督阻滞，脉象马上就起来了！我和病人都非常开心！我简直不敢相信，困扰他多年的疾病就要被这小小一枚银针征服了？

他自己感到非常满意，他的妻子甚至都要掉下泪来。感谢您将这门古老的宝贵针法带回国内！这是多么伟大的贡献！"

能看到中国的学生学以致用，并且，经常听他们反馈，在他们的帮助下，很多病人重新获得了更加健康而快乐的生活，这些都让我非常开心。这真是一项意义非凡、富有价值的工作。尽管我对五行针灸充满信心，并不需要这样的鼓励，但这则精彩的反馈却更加证明，我们正在一片非常肥沃的土地上播撒五行针灸的种子。

2013 年 8 月 30 日

解释博客的间隔

读者可能会留意到离我上一次发表博客已经有一段时间了。由于突如其来的硬膜下血肿，我不得不在医院待了一段时间。谢天谢地，我现在好多了，而且，我的大脑也显然没有受到影响，这让大家都松了一口气。由于我之前一直在学习中文，再加上新的出版社将重新出版我的书，一直在为新书做着校对工作，医生告诉我，这些繁重的脑力工作正好帮助我保持了脑部的活跃，对康复起到助力作用。所以，我已经在盼望着下一次中文课啦！

不过，医生建议我接下来的几个月减少出行，开始时我并不愿答应，现在看来这样的建议是明智的。所以，我只得暂时取消了已计划好的两次去北京和南宁的远行，以及一两次短途的欧洲之行。

无论发生了什么，我都会去思考生活想通过这件事教给我什么呢？除了需要应付疾病留下的后遗症，目前对我而言最为困难的便是承认这具身体已不再可靠，并且接受随着年龄的增长，身体将继续走下坡路，我将需要对此更加重视。它也让我意识到，我能拥有现在的健康状况已是万幸，能从事我喜爱的五行针灸的工作也是福气。最重要的是，它让我有机会将我对五行针灸的爱尽可能传播到更远的地方。下一篇博客将对此做更多阐述。

2013年9月11日

纯五行针灸师，如今悲其少矣

如今，不论是英国还是世界上其他地方，仅按华思礼所教授的五行针灸进行治疗的人似乎少之又少，真乃一大憾事。换言之，这些治疗师将他们的治疗重心都放在加强某一行上，而这一行决定着每个人人生的特殊方向。然而现在却有很多治疗师，在这一单纯的治疗中又加入很多其他治疗，比如日本针灸、症状治疗、草药、推拿或是耳针。这些治疗方法中的任何一种对于帮助病人恢复健康都是非常有效的，但是，如果把它们加在针对护持一行的治疗上，则会使五行困惑，反而削弱治疗效果。这就好比我们与五行用一种语言交流，却加入另一语种的奇怪语法。

看来现在有勇气去尝试明确病人五行，并单纯只是治疗其二官上的穴位来加强这一行的人并不多了。也许是因为这样的治疗听上去过于简单——集中治疗某一行的主管穴，偶尔配合神穴。又由于治疗师们大都急于求成，为求速效而过早求助于其他方法，而不是把工作交给五行，等待五行平缓而稳健地发挥作用。

当病人的五行通过穴位得其所需，一些微妙的变化也会随之产生，我们越有经验，则越能快速察觉。让我仍感惊讶的是，病人接受治疗之后总会迅速产生一些细微的变化，尽管微小，但我总能从某种程度上捕捉到——或是颜色的细微改变，或是某处面部的紧张变得松弛，又或是更显融洽的相处氛围。当他们一点点向前进步，从不平衡渐至平衡，病人也将逐渐变得跟从前判若两人。因此，对于那些试图在无边的五行世界里寻找出路的治疗师们，我将再次嘱咐你们，就像我曾经反复叮嘱过的，要学会勇敢地依靠病人的五行使其重获健康，以及给予自己足够的时间找到正确的一行。不要因为华思礼可以快速地明确病人五行，而以为我们也可以轻易为之，殊不知他有着50余年的治疗经验，而我们差之甚远。想要最终找到某位病人的五行，总需假以时日和借助稳定的治疗。急于求成从来都是没有必要的。病人只有在察觉我们的不安时才会失去耐心。

然而，为了让这篇博客有一个乐观的结尾，必须提到的是，现在中国有着数以百计的治疗师们正渴望学习此术，这是多么好的事情。让我倍受鼓舞的是，我听说一位北京的学生，操持五行针灸治疗了大量病人，疗效显著，让那里的人们印象深刻，他们非常渴望找到更多的五行针灸师来培训其他针灸师。因而，东方正在重拾西方开始遗弃的东西。这真是一个悲哀的讽刺，但是让我们期待，东方这种对重新回归五行之根的渴望，会再次成为西方学习的榜样。

◇◇◇◇◇◇◇◇◇◇

2013 年 9 月 25 日

五行针灸正走向中国

很高兴梅和盖 11 月再度去往南宁的计划已经制订妥当，尽管我为这次不能陪他们同去而有些伤感，同时也倍感欣慰——这两位曾经的学生将继续我在那里的工作。由于前不久的这场疾病，我无法定期去往中国帮助那里的学生加强对五行的理解，这是我最为牵挂的事情之一。因此，梅和盖能前往中国为我减轻了负担。

我们还是收到了那边的学生不断进步的消息——梅刚收到一位在北京工作的学生发来的电子邮件，为求证明，我将内容上传如下。

她首先感谢了梅对她的鼓励，然后说道：

"有个好消息要告诉您，刚开始的时候，诊所负责人不允许我做五行针灸，所以他们只让我治疗一些用其他方法（中药或现代针灸）治疗无效的病人。两个月后，他们见证了五行针灸的神奇。然后他们便允许我用五行针灸为病人治疗了，并且，他们为五行针灸也定了高于其他针灸的价格。他们经常将一些疑难杂症介绍给我。一方面，由于我太年轻，经验也很少，这对我来说是一种压力，但另一方面，由于他们领略到五行针灸的美妙，我想他们开始认识和接受五行针灸了。"

非常开心，五行针灸现在被认为可以用来处理疑难杂症，甚至比其他针灸收费更高，这大概是因为他们认为五行针灸比其他针灸更好的原因吧！

◇◇◇◇◇◇◇◇◇◇

2013年10月10日

名称意味着什么

经常有人问我为什么将人的主导一行称为"护持一行"。我的回答都是一致的。当我刚开始学习五行以及每个人都与某一行紧密相关时，我们将这一行称为"致病因素"（Causative Factor of Disease，缩写为CF），这一名称乃由华思礼教授所创。在我跟随他学习的日子里，显然他并不仅仅将"致病因素"视为导致疾病的原因，即五行循环中易受疾病侵犯的薄弱点，而是无论健康与疾病状态，它都是人一生之焦点。换句话说，它既可"致病"，亦可"致健"。

"致病因素"一词更强调疾病，而我更愿赋予它一种更为广泛和积极的理解，于是创造了"护持一行"这一名称，因为从最为广泛的意义上来说，我便是如此看待这一行的。弱小时，它的确会招致疾病，但强大时，它却能用羽翼庇护我们，就像守护天使守护我们左右——于是有了此名。

但是，只要认识到无论是我们身体还是灵魂的特征，皆由某一行的特点所塑造，那么无论我们将这一行称为"致病因素""护持一行"，或是另一个我们经常使用的词语"素体一行"，都不重要。所以，这三个名称，任君挑选。

◇◇◇◇◇◇◇◇◇◇

2013 年 10 月 17 日

五行针灸师明确自己的五行有多重要

目前教学生五行针灸时常遇到的一个问题是——他们常不明确自己的五行。总的来说，这样会影响他们对五行针灸的信心，使其笼罩上一层不安全的阴影。我想此事主要责之于现在甚少有五行针灸老师可以自信地为学生做出判断（见 9 月 11 日的博文），亦有情有可原者，有的五行针灸师尽管经验颇丰，但碍于自己做出的判断或许会与正好治疗这位学生的同行相左，而不愿意为之。因此，在为学生判断五行的道路上，更显得战战兢兢，举步维艰。而念起以往的美好岁月，不管是哪位治疗师在为我们治疗，我们都会叫嚷着让华思礼为我们诊断五行，而治疗师本人对此也是毫不介意，欣然接受。

这样的日子已远去，而随之逝去的还有它所带来的确定性。就像我常说的，我们特定的护持一行影响我们生活的方方面面，包括我们如何与病人互动。对这种互动的本质缺乏了解，则会丢失病人的许多重要信息，也可能使我们的诊断模糊不清。这样当然会让我们对所做之事逐渐发生动摇。

所以我恳请所有正在从事或学习五行针灸的人们，要坚持不懈以明确自己的五行。如果他们觉得自己的治疗不尽如人意，要鼓起勇气与治疗师商讨。而当病人，尤其是同为治疗师的病人对自己的治疗提出不满，治疗师都应当虚心倾听。

众所周知，找到正确一行都是需要时间的。不论以何种方式，只要能最终确诊，治疗师都应虚心接受同行的各种意见，而不是将此看作一种威胁，尽管这样很有可能。

如果治疗师不能明确自己的五行，他们自己都背负着潜在的不安全感，又怎能给予其患者有效的治疗呢？

◇◇◇◇◇◇◇◇◇

2013 年 10 月 20 日

工作与娱乐相结合：金行人示例，尤其对澳大利亚人而言

在电视上看到一位澳大利亚板球运动员的访谈，便习惯性地好

奇起来：他是哪一行呢？突然，我发现他的眼睛让我想起某个人。"可到底是谁呢？"我在记忆中努力搜寻，终于与英国著名演员劳伦斯·奥利弗的眼睛对上了号。我一直认为劳伦斯·奥利弗肯定是金，尤其是他的声音。那么这位板球运动员也是金吗？好在访谈很长，有足够的时间可以听和观察。是的，我决定将他诊断为金。当然，这只是初步判断，仅为最初的假设，不过，虽然只有十分钟的时间来听他的声音和观察他与主持人的互动，这是一个我还算满意的诊断。

那绝对是一双悲伤的眼睛，且透着金的那种遥远而严肃的神情。他说话的方式，也让我想起身边的某些金，颇有熟悉之感。他言谈谨慎，有条不紊，回答主持人的问题时，也喜欢采用清晰而简洁的方式。他并没有像火或者土那样，试图与主持人建立起某种联系。访谈的最后，给我留下非常独立的印象。我想，这些都指向金。

当然，您必须像印度人或澳大利亚人那样热衷于板球，才能找到这位运动员的访谈。但是，如果您希望在自己有关金行人特点的资料库里再加入一个范例，可以试着去搜索一下这位叫瑞安·哈里斯的澳大利亚板球运动员，任何有关他的视频均可。并且，如果您想找一个火行人来做对比，澳大利亚板球队队长迈克尔·克拉克再合适不过了，他对待采访的方式与瑞安·哈里斯对比强烈，是极好的范例。

当我还是小女孩时，父亲带我们去看了很多场 1948 年奥运会的比赛，从那以后，我便一直钟情于观看体育赛事。现在，除了体育本身的乐趣，我对它的享受又多出一种方式，即判断运动员的五行，这让观看体育比赛变得更加妙趣横生。看电视既是一种享受，又是增长知识的练习。这正是大家所说的将工作与娱乐结合起来的好方式。

2013 年 10 月 28 日
自己就是最好的针灸教材

10 月 17 日的博文中我讲到治疗师了解自己护持一行的重要性，与此相关的还有另一重要原因。我们的一生中，每个人都只能深刻了解五行中的一行，那就是我们自己的护持一行——除非您相信，这护持一行在人的一生中会发生变化，而我对此是决然不信的。既然如此，我们应当将这一对自己的内在认知作为优势加以利用，更为深刻地认识自我。

我想我们都以为我们了解自己，而我却发现，尽管历经 30 年对自己以及自己护持一行火的仔细研究，对于自己在某些情况下的反应，我仍会惊讶不已。只有当我细细解读自己的某种反应时我才认识到，有时甚至不禁自嘲——刚才的反应和小肠（的功能）实在太像了，由此我又增添了几分对火的认识。

当然，作为火这一行中偏属小肠的人，我对于所遇之事皆乐于筛选分理，不可避免地总是特别致力于不停分析自己的反应，就像小肠这一"分类机"所做的那样，忙碌不停，永不停歇。但是对于其他行的治疗师来说，要做到这一点是需要学习的。我们都是活生生的教材，可以详尽教授我们自身所属的一行。更好地认识自我，我们将至少对这五行循环中的五分之一获得深刻的理解。

因此对于不是火这一行，但希望了解火，尤其是君火之人对各种情况之反应的读者，我将一如既往，通过博客让大家对小肠的繁忙工作进行深入的了解。同时我也会尽量不忽略其他四行，但是我的描写难免带上我自己这一行的色彩，因此终归有点局外人的意味，而非真正内行的观点。其他行的人最好研读自己这本教材。

不知是否妥当，我在想如果所有的五行针灸治疗师都能找齐其他四行的治疗师一起，这样五行齐全，大家可以利用这样的机会不断分享各自见解，如此一来，岂不甚为方便？

◇◇◇◇◇◇◇◇◇◇

2013年12月1日

五行如同滤网

几天前下厨时，正把煮好的意大利面放到滤网中滤干，突然想到每一行就像意大利面，需要一个滤网来为生活过滤。我只有一个厨用滤网，但每一行都有属于自己的滤网，其网眼各不相同，只允许某些特定的事物通过。

当我们能量失衡时，有些网孔会出现堵塞，则不能过滤它本应过滤之物。从这个角度来看，五行针灸师所熟知的疏通阻滞的治疗，比如纠正夫妻不和或疏通出入阻滞，就像用不同的方式来甩滤网，以清除那些堵塞之物。

五行就好比有着不同大小网眼的滤网——窃以为这是一个相当巧妙的比喻，让我对自己的工作有了更深的理解。

2013 年 12 月 2 日

永远为时未晚……

读书时碰巧读到这句："成为你本应成为的那个人，永远为时未晚。"出自作家乔治·艾略特。

非常喜爱这句话，与我之前的某些想法不谋而合。我们都应把今天当作今生的最后一天来度过。然而，倘若真的如此，乔治·艾略特所说的"本应成为的那个人"又是怎样的呢？此刻，我正问着自己相同的问题。

如果您也同我一样经历过疾病（谢天谢地，我现在正在逐渐康复），它会让你重新审视自己的整个人生。比如，那两次被取消的中国之行，让我不得不重新考虑中国的教学计划，以及将来去往中国的频率。而即使没有我的带领，梅和盖的课程也同样大获成功，这也再次印证了那句话"没有谁是不可或缺的"。

对于过去未行之事或未达到完美之事，我们总是深感惋惜（金之遗憾），我要做的，便是放下这些遗憾。过去的事即使并不完美，也已成事实，但我却可以改变我对过去的看法。我想这便是"成为本应成为的那个人"的秘诀。无论身处人生的哪一阶段，我们都只能做当下力所能及之事，这是生活必须教给我们的最为重要的课程。他人置身事外，认为我们本可以或应该做得不一样，这样的事对他们来说太容易了。而我们自己却不能这样认为，因为在那一刻，我们已倾尽全力。用这样的方式来接受我们的不完美，是每个人的必修课，一旦学会，则让我们朝着"成为自己本应成为的那个人"又迈进了一步。

◇◇◇◇◇◇◇◇◇

2013 年 12 月 10 日
不要让病人来安我们的心

我们总是很轻易就形成这样的习惯——询问病人以试图证实我们的治疗确实帮助了他们。让我们感觉良好并非病人的职责，解除他们的病痛才是我们应尽之义务。所以，在治疗结束之后我们应该避免这样的问话："你现在感觉怎么样？"因为这通常是医者寻求鼓励的方式。

因此，记住以下几点非常重要：

治疗需要时间才能发挥作用，不可期待它即刻起效。需假以时日，病人方可感觉到变化。

对于有些人来说，即使好转，他们也不一定有所察觉。究其原因各有不同。他们也许不愿意相信事情会出现转机，或不确定好转能否持续，是否又会回复如初。他们也有可能不愿承认好转，怕医者将在以后的治疗中减少对他们的关注。

"感觉好一些"是对自我感觉的评判，非常主观。随着能量渐归平衡，病人自动调整以适应体内的变化时，会出现各种不同的反应。在尚不稳定期间，病人常需学会处理诸多奇怪的新感觉。

治疗师唯一可以依靠的是我们自身对变化（或无变化）的观察。在治疗结束，病人离开之前，应当仔细观察病人有无变化。这些变化通常极其微妙，或是眼神更为明亮，或是脚步更加轻快，又或是嘴角泛起更为温暖的笑容。

这让我想起昨天治疗过的一位土行病人，进来时看上去担心而沮丧，离开时却变得神采飞扬，与初来时判若两人。尽管我并未暗示，他临走时主动跟我说："我感觉好多了。"这真是一个意料之外的奖赏，让我再次感叹，五行针灸师是一个多么美好、深刻和单纯的职业。

给有兴趣知道上述病人之治疗的读者：大椎（灸3壮），胃俞、脾俞（各灸7壮），以及胃经脾经之原穴冲阳、太白（各灸3壮）。他进来时给人一种逆来顺受之感，因此我想，在做背俞穴之前加入大椎一穴能对他的土起到大力一推的作用。

◇◇◇◇◇◇◇◇◇◇

2013 年 12 月 14 日

更改护持一行的判断亦无妨

上周的课程中，有人指出我更改了对妮琪拉·劳森（Nigella Lawson）五行的判断。我给他们看了一张报纸上的照片，并告诉他们，她的眼神是典型的水行人的"恐"。有人提醒我，在我之前有关名人五行的名单上，我曾将她判断为土。

我经常强调要确定一个人的五行有多困难，尤其是名人的五行，因为我只能通过电视去观察他们。也许我的选择太过冒险，因为出错的概率明显很高。不过总得有人以身犯险，否则，能供初学者们学习的五行范例实在有限。因此，尽管有时也会力不从心，我只能尽力而为。我的理由是：我有 30 年的经验可以依靠，而学生们则是白纸一张，正如我经常告诉大家的，我们有责任将自己所学的知识传递给后人。

我在《灵魂的守护者》一书中列举了很多名人的五行作为范例，比如大卫·贝克汉姆和猫王，希望大部分人的五行是正确的。如果有读者对我所写的持有不同意见，这也是好事，因为这迫使他们深入学习五行，并形成他们自己对五行的理解。任何情况下，除非经我亲自治疗，我都无法肯定我的判断是正确的。

因此，我想我会继续判断名人的五行，否则，对于那些不熟悉五行的人而言，能提供的范例实在太少。同时，我需要以身作则，做一个不怕犯错并敢于承认的人。我在很多场合都说过，无论从事什么工作，我们都需要心怀谦卑，接受自己也会犯错，并且勇于承认自己的错误。说不定下次在电视上看到妮琪拉·劳森，我又会改变主意，判断她为另外一行。如果我真的改了又有什么关系呢？我会在乎吗？不会的。毕竟，人非圣贤，孰能无过……

◇◇◇◇◇◇◇◇◇◇

2013 年 12 月 20 日

症状的象征意义

病人身体症状的部位及性质是值得医者思考的问题。在针灸师看来，心神居藏于身体之中，身心乃为一体，身体症状与心神密不可分。最近帮一位同行会诊病人时，我又一次认识到这一点。这位患者六年来一直身体虚弱，并影响到喉咙，不仅让她言语困难，而且有一种喉部被扼的窒息感。她已尝试过各种治疗，却毫无改善。

当问及六年前这一症状出现是否因有事发生时，她说当时她非常敬爱的公公突然去世了。公公慈爱万分，而自己早已离世的亲生父亲却从未如此。谈及他公公时，我不禁疑惑起来，她与自己的父亲究竟是怎样的关系，以至于让丈夫的父亲在自己生活中占据如此重要的地位？我发现每次提及其亲生父亲，她总显得非常不自在。经过小心的试探，才得知在她十多岁时，父亲曾经对她施行过性虐待，而此事她从未向任何人提起。从这样的事实和时间来看，不难想象，她敬爱的公公的离世，又唤起了父亲对她的虐待所带来的伤痛，从而诱发了喉咙的问题。很可能她的父亲曾威胁她不要把虐待的事情说出去，强迫她保持沉默，这实际上正是一种扼制。因此，她的身体症状之所以表现为如同咽喉被扼，这很有可能便是原因。

除了治疗她的主导一行（土），我建议治疗时加用一个我非常喜欢的穴位——天突，任脉的天窗穴。它能让阳光照射进这一重要的中央通道，而且，就她的情况而言，这一穴位又刚好在她感到窒息的部位。接下来的几周，我将继续观察：既然她已第一次向他人吐露遭受虐待之事，再加上我们的治疗，不知能否助她重获正常嗓音？不过，她走后，治疗师告诉我她的声音已经有力和正常多了。

最后一篇博客的两则感悟，为这本书画下了圆满的句点。回顾我写下以上博客的这四年，希望我的确已经原谅了自己犯下的错误，并改变了我对过去的态度。

◇◇◇◇◇◇◇◇◇

2013 年 12 月 20 日

感悟二则

若是蓦然回首，发觉错误已铸，当接受自己已尽力而为，并原谅自己，这便是成熟。

我们无法改变过往，但可以改变对过往的看法。

结　语

为了确认哪些博客可以保留，我将自己所有的博客反复读了好几遍，毕竟它们将印刷成书，白纸黑字地永远保存下来，而不再是储存在电脑里的短暂形式。在将它们编排成书的过程中，我竟获益良多，它们就像是全新的思想，重温起来颇为享受。思想在心中酝酿，于思维中成形，又从笔尖流出，当它们跃然纸上的那一刻，便逃脱我的控制而有了自己的生命——这样的过程多么有趣！比起虚拟的博客形式，以书本的方式来保存我的思想让它显得真实了许多。

因此，将博客编辑成书的时光，出人意料地让我深感快乐，那一部分在记忆中已有些模糊的自己，再次变得清晰起来。